CONTRIBUTION AU TRAITEMENT

DU

COMA DIABÉTIQUE

par les injections

DE

SÉRUM PHYSIOLOGIQUE

PAR

Le Dr Auguste BURGEZ

LYON

A. REY, IMPRIMEUR-ÉDITEUR DE L'UNIVERSITÉ

4, RUE GENTIL, 4

1899

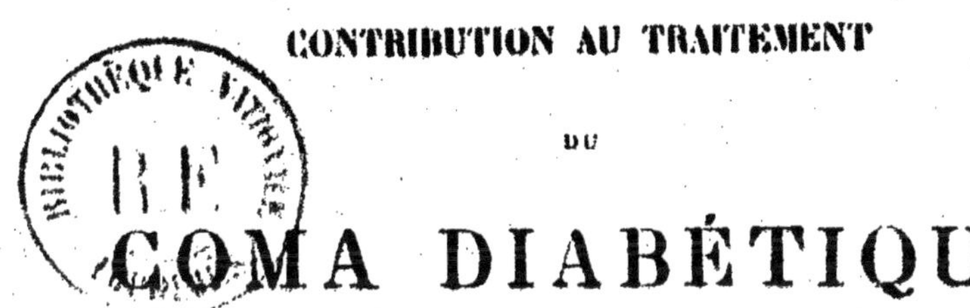

CONTRIBUTION AU TRAITEMENT

DU

COMA DIABÉTIQUE

par les injections

DE SÉRUM PHYSIOLOGIQUE

CONTRIBUTION AU TRAITEMENT

DU

COMA DIABÉTIQUE

par les injections

DE

SÉRUM PHYSIOLOGIQUE

PAR

Le D' Auguste BURGEZ

<hr>

LYON

A. REY, IMPRIMEUR-ÉDITEUR DE L'UNIVERSITÉ

4, RUE GENTIL, 4

1899

INTRODUCTION

De nombreuses thèses et de nombreux mémoires ont été publiés, en peu de temps, sur le traitement des infections et des intoxications par les injections massives de solution salée. Le choléra, la fièvre typhoïde, la septicémie, l'éclampsie, l'urémie, ont tour à tour été combattus, souvent avec succès, par cette méthode thérapeutique nouvelle.

Il paraissait naturel de l'employer aussi contre le coma diabétique, qui n'est, en somme, comme l'urémie, qu'une manifestation de l'auto-intoxication du sang.

L'été dernier, M. le D' Chappet, médecin des hôpitaux, nous faisait voir à la Croix-Rousse, avec l'extrême bienveillance et l'amabilité qui lui sont ordinaires, un malade qui avait été guéri par les injections massives d'eau salée, d'un coma diabétique nettement diagnostiqué.

Il nous semblait intéressant d'en faire le sujet de notre thèse et ce maître si sympathique, a bien voulu nous onfler le soin de ce travail; qu'il reçoive ici tous nos remerciements.

M. le professeur Bondet a bien voulu accepter la présidence de notre thèse, nous apprécions beaucoup l'honneur qu'il nous a fait : nous lui en exprimons notre vive reconnaissance, en l'assurant que nous n'oublierons jamais les nombreuses années pendant lesquelles nous avons suivi son enseignement si clair et si pratique.

Nous n'oublierons pas non plus que c'est à l'École de médecine de Besançon que nous avons appris les premières notions de la médecine, et MM. les professeurs Saillard et Bruchon ont été nos premiers maîtres. Nous sommes heureux de leur adresser aujourd'hui ce faible témoignage de gratitude.

M. le D\u0072 J. Balvay, interne des hôpitaux, nous a prodigué ses conseils éclairés et sa connaissance de la langue anglaise nous a beaucoup facilité notre tâche.

Nous lui disons bien sincèrement merci, et nous garderons de son infatigable obligeance un éternel souvenir.

M. le D\u0072 Bonaymé et M. Chevassus, préparateur à la Faculté des sciences pour qui la langue allemande n'a pas de secrets, nous ont aidé à déchiffrer des textes souvent très obscurs ; qu'ils veuillent bien croire à toute notre reconnaissance.

Nous diviserons ce travail en six chapitres :

I. *Historique du traitement du coma diabétique.*
II. *Pathogénie.*
III. *Indications et contre-indications des injections de sérum physiologique.*
IV. *Manuel opératoire.*
V. *Pronostic.*
VI. *Observations.*

CONTRIBUTION AU TRAITEMENT

DU

COMA DIABÉTIQUE

par les injections

DE SÉRUM PHYSIOLOGIQUE

CHAPITRE PREMIER

HISTORIQUE

Le diabète sucré est une des maladies qui réservent au médecin le plus de pénibles surprises et, s'il peut guérir quelquefois, il est juste de reconnaître que le plus souvent il conduit à la mort par divers chemins.

Ses allures insidieuses lui permettent trop souvent de miner l'organisme en laissant subsister les apparences de la santé et d'atteindre les sources de la vie au point que la moindre secousse physique ou morale, la plus petite dépense de force, la plus faible soustraction de calorique peut amener une issue fatale en un temps très court.

L'on a affaire alors au coma diabétique.

Si les cliniciens et les anatomo-pathologistes ne sont pas tous d'accord sur la pathogénie de cette complication subite du diabète, le plus grand nombre admet qu'elle est due à une intoxication de l'organisme ou du sang. Ce serait une toxhémie spéciale.

Les plus anciennes observations qui s'y rapportent sont celles de von Stosch en 1828, de Prout en 1848, mais ce n'est guère que depuis vingt-cinq ans environ que le coma diabétique est connu en France en dépit de la mention que Grisolle en avait faite dans son *Traité de pathologie*.

Les auteurs qui l'ont étudié et signalé depuis 1875 ont insisté sur sa rareté chez nous, comparée à sa fréquence en Angleterre et en Allemagne, où elle serait très grande d'après M. Frerichs[1], qui l'a trouvé cent cinquante-trois fois sur deux cent cinquante cas. Mais cette rareté pourrait bien tenir à ce que l'attention n'était pas suffisamment éveillée autrefois, sur le rôle possible du diabète dans beaucoup de morts rapides, qui restaient inexpliquées ou qu'on attribuait à des congestions pulmonaires, à des apoplexies séreuses, à l'urémie.

Quoi qu'il en soit, c'est d'Allemagne que nous est venue la première étude approfondie de ces accidents, le travail de Kussmaul, paru en 1874, fut analysé l'année suivante dans le *Progrès médical* par Teinturier et Bourneville, qui publièrent en même temps quelques observations inédites.

Depuis cette époque, plusieurs revues, mémoires originaux, thèses inaugurales, articles de dictionnaire dus à MM. Brissaud, Labadie-Lagrave, Leroux, Dreyfus-Brisac ont tenu les médecins français au courant du mouvement scientifique qui se faisait en Angleterre et en Allemagne autour de cette question.

[1] Frerichs, *Zeitschrift für klin. Med.*, Bd. VI.

Ce mouvement existait egalement chez nous, quoique à un moindre degré, et se traduisait par plusieurs études remarquables, parmi lesquelles le traité de Lecorché sur *le Diabète chez la femme* (1877), le mémoire de Cyr, les thèses de Leroux (1883), de Gennes (1884), de Bigeard (1887).

Du jour où l'attention fut attirée sur la véritable cause des phénomènes que l'on mettait le plus souvent sur le compte de l'urémie, les observations se multiplièrent, mais le traitement curatif ne faisait pas de grands progrès. On savait que l'intoxication diabétique était presque toujours mortelle, et que le coma, une fois établi, était au-dessus des ressources de l'art ; aussi se bornait-on à faire de la prophylaxie ou de la thérapeutique des symptômes.

On recommandait au malade d'éviter les fatigues, les voyages, les températures extrêmes, les émotions vives. On entretenait le bon fonctionnement des voies digestives et rénales par des purgatifs et des diurétiques répétés. On avait remarqué que le régime carné absolu, auquel le diabétique était soumis, favorisait la production du coma ; on modifia alors son alimentation en lui ordonnant une nourriture mixte, composée autant d'hydrocarbonés que d'éléments azotés avec d'abondantes boissons. L'opium était aussi un remède préventif très usité ; on prescrivait 10 à 20 centigrammes par jour d'extrait thébaïque. Ses effets étaient cependant plutôt funestes, d'après Taylor.

Quand de la dyspnée survenait, le médecin avait recours aux inhalations d'oxygène, aux révulsifs, aux frictions, aux ventouses sèches, aux irritants de la peau de toutes sortes. Pour combattre le collapsus et l'hypothermie, il employait des stimulants généraux : les injections d'éther, de caféine, ou l'acétate d'ammoniaque à haute dose.

Lorsque les antiseptiques entrèrent dans la thérapeutique, on crut trouver là le remède souverain, et les acides phénique et salicylique furent destinés à détruire un germe infectieux plus ou moins hypothétique, qu'on poursuivait toujours mais qu'on ne trouvait jamais.

Lecorché[1] et Kussmaul[2], s'inspirant des tentatives de traitement contre l'algidité cholérique, essayèrent plusieurs fois, dans l'intoxication diabétique, la transfusion du sang qui paraissait assez rationnelle.

Ce fut toujours sans succès, et les malades moururent, soit pendant l'opération, soit aussitôt après, sans avoir jamais repris connaissance.

Avec la notion nouvelle que l'alcalinité du sang était diminuée dans le coma diabétique, naquit une thérapeutique nouvelle que M. Stadelmann[3] mit le premier en vigueur. Il administra des alcalins à haute dose.

MM. Minkowski[4], Külz[5], Wolpe[6], Sahli[6], Frerichs[8], l'imitèrent, et M. le professeur Lépine[9] apporta à cette méthode l'appui de son autorité et de ses expériences.

De tous les alcalins, le bicarbonate de soude seul, ou

<hr>

[1] Lecorché, *Traité du diabète chez la femme*, 1877.

[2] Kussmaul, *Deuts. Arch. für klin. Med.*, 1874.

[3] Stadelmann, *Deutsches Archiv*, Bd. XXXVII et Bd. XXXVIII.

[4] Minkowski, *Archiv für exp. Path.*, Bd. XVIII, p. 46.

[5] Külz, *Zeitschrift für Biologie*, Bd. XX, p. 165.

[6] Wolpe, *Archiv für exp. Path.*, Bd. XXI, p. 156.

[7] Sahli, *Corresp. Blatt für schweiz. Aerzte*, 15 août 1894.

[8] Frerichs, *Zeitschrift für klin. Med.*, Bd. VI, p. 1.

[9] Lépine, *Revue de médecine*, p. 225, 1887, *Semaine médicale*, 1897, et *Lyon médical*, 1897.

mélangé à de faibles proportions de chlorure de sodium, fut le plus communément employé ; mais le carbonate, le salicylate, le tartrate, trouvèrent des partisans aussi convaincus. Ils étaient pris en poudre ou en solution, à doses massives ou fractionnées.

La voie buccale fut la première suivie ; on ne tarda pas à s'apercevoir qu'elle n'était pas toujours praticable, on eut recours alors à la sonde œsophagienne ou aux lavements.

Tous ces moyens n'étaient guère sûrs ni expéditifs, et le malade succombait avant d'avoir pu ressentir les effets de la médication qui devait lui rendre la vie.

On songea alors à une voie plus rapide, pouvant mettre plus efficacement les alcalins en contact avec le liquide auquel ils étaient destinés.

Les injections intra-veineuses que Hermann[1] et Jœrnichen[2], de Moscou, faisaient dès 1830, Thomas Latta[3], de Leith, dès 1832, avec de l'eau ordinaire ou légèrement acidulée, pour diminuer l'épaississement du sang dans le choléra, étaient tout indiquées. C'est à elles qu'eurent recours le plus souvent les médecins allemands et M. le professeur Lépine[4].

Presque en même temps, à titre d'adjuvant ou séparément, les injections sous-cutanées étaient employées ;

[1] Hermann, cité par MM. Delamarre et Descazals, *Gazette des hôpitaux*, 12 juin 1897.

[2] Jœrnichen, cité par MM. Delamarre et Descazals, *Gazette des hôpitaux*, 12 juin 1897.

[3] Thomas Latta, cité par MM. Delamarre et Descazals, *Gazette des hôpitaux*, 12 juin 1897.

[4] Lépine, *loc. cit.*

elles paraissaient moins dangereuses aux cliniciens que la crainte d'une embolie ou d'une rupture artérielle éloignait de la voie intra-vasculaire.

Quelques auteurs, avant de faire prendre le bicarbonate de soude au malade, lui enlevaient une certaine quantité de sang toxique comme dans l'urémie, et MM. Roque, Devic et Hugounenq[1], en face d'un cas désespéré de coma diabétique, ont cherché à retarder l'issue fatale par une saignée de 300 grammes. Ce fut sans succès.

Le coma diabétique résistait donc à toutes ces tentatives dignes de meilleurs résultats, et, devant l'impuissance du traitement, Frerichs[2] écrivait, il y a quelques années : « Il n'existe pas à l'heure actuelle de thérapeutique de cette maladie, et là où j'ai vu se produire une amélioration, je me suis en vain efforcé de découvrir les circonstances et les causes de cette amélioration. »

Dans la partie de la littérature allemande ayant trait à cette question, que nous avons pu parcourir, si nous avons observé des améliorations par le traitement alcalin, nous n'avons rencontré qu'une seule guérison que l'on trouve signalée partout et qui n'est publiée nulle part avec détails. Elle est due à M. Minkowski, qui en fit un rapport succinct au Congrès de médecine interne de Wiesbaden (1886).

Stadelmann[3] nous apprend que le professeur de Kœnigsberg avait traité son malade par des injections sous-cutanées d'une solution [de bicarbonate de soude à

---

[1] Roque, Devic et Hugounenq, *Revue de médecine*, 1892.
[2] Frerichs, *loc. cit.*
[3] Stadelmann, *Therapeutische Monaschrift*, p. 436, 1887.

3 pour 100, et qu'il s'était produit de la gangrène de la peau au niveau des piqûres.

M. Lépine[1] a employé quatre fois cette méthode, il a eu un succès avec un malade qui n'était qu'en imminence de coma, et juge que la mort est inévitable quand le coma est établi : « Je ne connais du moins aucun cas, dit-il, où la guérison ait été obtenue. »

Les médecins anglais étaient-ils plus heureux ?

Ils avaient recours à des remèdes plus variés qu'en Allemagne et en France, et sans accorder de préférence au bicarbonate de soude, ils faisaient appel indifféremment à des combinaisons nombreuses de la soude et de la potasse. Le phosphate de soude, le chlorure de potassium, le chlorure de sodium, les carbonates, les sulfates, étaient mélangés dans la même solution, et l'injection de Barnes, qui les réunissait tous, était celle qui jouissait du plus de faveurs. Ils eurent des améliorations plus ou moins longues que nous trouvons relatées dans les observations de MM. Taylor[2], Hilton-Fagge[3], Dickinson[4], Chadbourne[5]; ils n'obtinrent aucune guérison définitive.

On voit donc, par cet exposé, que les injections de sérum physiologique, telles que M. le professeur Hayem en a donné la formule, n'ont guère jusqu'à présent été mises en usage contre le coma diabétique et, quand les

[1] Lépine, *Lyon médical*, n° 15, 1897.

[2] Taylor, *Guy's hospital Reports*, vol. XIX, XXII et XXV.

[3] Hilton Fagge, *Guy's hospital Reports*, vol. XIX, p. 172.

[4] Dickinson, *Transactions of the clinical society of London*, vol. XXIII, 1889.

[5] Chadbourne, *Boston medical and surgical journal*, vol. I, p. 623, 1890.

faits seront plus nombreux, l'avenir nous démontrera si le cas de guérison que nous avons obtenu, nous le devons au hasard, c'est-à-dire à un heureux concours de circonstances, ou à l'efficacité réelle de la méthode.

CHAPITRE II

PATHOGÉNIE

Avant d'essayer de démontrer comment peuvent agir les injections salées intraveineuses dans le coma diabétique, nous ferons une revue rapide des différentes théories qui ont été données pour expliquer cette terminaison du diabète, en nous arrêtant davantage sur celle qui est la plus communément admise aujourd'hui.

Les interprétations pathogéniques sont nombreuses et variées, chacune d'elles voulant donner l'explication simple et unique d'un phénomène complexe. Les unes subordonnent le coma à une lésion matérielle; les autres en font le résultat d'une intoxication par l'un des produits de fermentation anormale du glucose.

Théorie urémique. — Elle est ... ée sur les altérations des reins, constatée à l'autopsie de certains diabétiques, sur l'apparition de l'albumine au cours de la maladie et enfin sur la ressemblance des symptômes entre le coma diabétique et les formes délirante, dyspnéique et comateuse de l'urémie. Si les lésions rénales existent fréquemment dans le diabète, et si elles ont une part incontestable dans le mécanisme de l'empoisonnement, elles sont assurément primées par l'existence d'un produit toxique, cause réelle des accidents.

La présence de l'albumine n'est pas constante, et quand elle a lieu, elle peut tenir à des lésions passagères qui n'entraînent pas une insuffisance de l'organe.

Quant à la ressemblance des symptômes, nous dirons qu'elle est plutôt apparente et qu'une étude un peu approfondie fait voir entre les manifestations du coma diabétique et celles du coma urémique, des différences assez tranchées qu'il n'est pas dans le cadre de notre travail d'exposer ici.

D'après Frerichs [1], la terminaison par urémie peut cependant avoir lieu dans le diabète s'il y a de graves altérations rénales, mais encore une fois les symptômes diffèrent de ceux que l'on voit dans l'affection qui nous occupe.

Théorie de la déshydratation des tissus. — Dans la *Revue du Progrès Médical*, 1881, où il repousse la théorie urémique, Brissaud [2] semble adopter la théorie de la déshydratation des tissus, qui est défendue par le professeur Bouchard [3].

Vogel [4], Taylor [5], Hilton-Fagge [6] avaient déjà constaté à l'autopsie le dessèchement des organes et principalement de la matière cérébrale. Dans ce cas, l'hyper-

---

[1] Frerichs, *Archiv für klin. Med.*, Bd. VII, p. 1.
[2] Brissaud, *Progrès méd.*, 1881.
[3] Bouchard, *Traité de Pathol. int.*
[4] Vogel, *Archiv für exp. Path.*, Bd. XXV.
[5] Taylor, *Guy's hosp. Reports*, vol. XXII.
[6] Hilton-Fagge, *Guy's hosp. Reports*, 1874.

glycémie ferait sortir par exosmose l'eau des éléments anatomiques pour la faire pénétrer dans le sang. Survienne à
ce moment une cause qui favorise ces phénomènes d'exosmose cellulaire comme la fatigue, le surmenage, la pri-
vation de boissons, l'élévation de la température atmo-
sphérique, et le coma se produit par le même mécanisme
que chez les cholériques.

Il y a loin de cette conception à celle de Weir Mitchell[1] qui incriminait aussi l'hyperglycémie, mais le
sucre agissait, pour cet auteur, à titre toxique. Il y aurait
une véritable asphyxie locale, l'oxygène tout entier
employé à la combustion du sucre n'étant que parcimo-
nieusement fourni aux cellules.

Nous verrons plus loin, au contraire, que l'acétonémie
éclate, quand il y a combustion incomplète du sucre.
Bien que cette théorie soit susceptible de nombreuses
objections, elle rend compte de quelques symptômes du
coma diabétique et elle a eu pour résultat de faire entrer
la thérapeutique dans une voie nouvelle.

Théorie des embolies graisseuses. — Elle a
réuni un très petit nombre d'adeptes. Sanders et Hamilton[2], qui s'en sont fait les défenseurs, prétendent que
la dyspnée du coma diabétique serait due à un état particulier du sang qui, trop riche en graisse, déterminerait,
comme à la suite de certaines fractures compliquées, des
embolies graisseuses dans les divers organes et principa-

[1] Weir Mitchell, *New-York Med. journal*, 1877.
[2] Sanders et Hamilton, *British med. Journal*, London,
p. 321, 1881.

lement dans les poumons. La conséquence serait un empoisonnement lent.

Sans entrer dans une longue discussion sur le rôle de cette lipémie dans la pathogénie du coma diabétique, nous devons constater qu'elle n'a pas à son actif un nombre très considérable d'observations; par contre, les faits négatifs abondent, et nous admettrons que ces altérations pathologiques peuvent être le résultat et non la cause d'un syndrome, qui relève plutôt de l'intoxication.

Théorie de la nécrose des épithéliums. — Tandis que Buhl[1] localise la lésion primordiale du coma diabétique dans l'intestin où il a trouvé des altérations analogues à celles du choléra, Ebstein[2] fait jouer un rôle prépondérant à la dégénérescence de l'épithélium rénal.

Après avoir rappelé les lésions qu'Armanni a trouvées dans les tubes droits de la substance médullaire chez les diabétiques et auxquelles il donnait le nom de *dégénérescence hyaline*, Ebstein décrit une altération à peu près semblable, mais localisée sur les deux branches de l'anse de Henle, qu'il appelle *gonflement diabétique de l'épithélium rénal*.

Cette lésion est distribuée par foyers circonscrits alternant avec des parties saines.

Elle serait due à l'anomalie de la crase sanguine et, lorsqu'elle est avancée au point que la substance toxique ne puisse plus s'éliminer ou s'élimine en quantité insuffisante, le coma éclate. Les recherches de B. Strauss[3]

[1] Buhl, *Zeitschrift für klin. Med.*, Bd. XVI, p. 413.
[2] Ebstein, *Archiv für klin. Med.*, Bd. XXVII, 1381.
[3] Strauss, *Comptes rendus de la Société de Biol.*, 1881.

ont montré que la lésion d'Ebstein est loin d'être constante dans le diabète et, au lieu d'en faire une cause indispensable à la production du coma diabétique, on peut la considérer comme la favorisant simplement dans quelques cas.

Enfin, vers 1890, Fichtner[1] a trouvé dans les reins de malades morts dans le coma une altération qui y serait constante, d'après Sénator[2].

Il s'agit d'une dégénérescence graisseuse des épithéliums du rein avec une disposition toute particulière des éléments graisseux. Ils seraient localisés à la partie basale des cellules des tubes contournés les uns à la suite des autres, comme un cordon de perles ou en formant des rosaces. Certains glomérules de Malpighi seraient compris aussi dans cette dégénérescence graisseuse.

Ces lésions ont été retrouvées nettement à l'autopsie d'un malade, mort dans le coma diabétique, par M. le professeur Lépine[3], qui a remarqué que ces granulations graisseuses, se colorant fortement en noir par l'acide osmique, n'étaient pas situées uniquement à la partie basale des cellules des tubes contournés, qu'elles se trouvaient aussi dans leur portion externe.

Théorie de l'acétonémie. — Parmi les théories qui attribuent à une intoxication la pathogénie du coma diabétique, la plus ancienne est celle de l'acétonémie.

Elle est née d'un fait qui n'est pas contestable : à savoir

[1] Fichtner, *Deutsch. Arch.*, Bd. XLV, 1889.
[2] Sénator, *Berliner klin. Wochenschrift*, 16 avril 1891.
[3] Lépine, *Semaine médicale*, page 73, 1897.

que bon nombre de diabétiques atteints de coma exhalent par l'haleine l'odeur spéciale de l'acétone et présentent cette substance dans l'urine et dans le sang.

On constatait sa présence soit par la méthode de Lieben qui, après avoir distillé l'urine, obtenait des cristaux d'iodoforme en la traitant par l'iode et la potasse, soit par la méthode de Legal, qui donnait une coloration pourpre avec le nitro-prussiate de soude, soit enfin par le procédé de Romme qui, avec le réactif de Chautard, produisait une coloration violette.

Vers le milieu du siècle, Braud en 1850 et Peters en 1857 avaient déjà remarqué que certains diabètes à terminaison mortelle présentaient comme symptômes constants une odeur de l'haleine des malades, analogue à celle du chloroforme ou de la pomme reinette.

Kaulich, en 1860, paraît être le premier à démontrer, avec réactions chimiques à l'appui, que la substance expirée par les malades était de l'acétone. Les travaux de Kussmaul[1], Lecorché[2], Bourneville[3], Teinturier[4], Föster[5] et Tappeiner[6] confirmèrent la théorie de l'acétonémie.

Mais elle ne tarda pas à être battue en brèche. Frerichs[7], Albertoni[8], Le Nobel[9], Dreschfeld[10] démontrèrent sur les

[1] Kussmaul, *Deutsch. Archiv für klin. Med.*, 1874.
[2] Lecorché, *Du diabète sucré chez la femme.*
[3] Bourneville, *Progrès médical*, 1875.
[4] Teinturier, *Progrès médical*, 1875.
[5] Föster, *British med. Journ.*, 1878.
[6] Tappeiner, *Zeitschrift für Biologie*, Bd. XV et XVI.
[7] Frerichs, *Ueber den Diabetes.*
[8] Albertoni, *Archiv italienn. de Biologie*, t. V, p. 425.
[9] Le Nobel, *Archiv für exp. Path.*, XVIII.
[10] Dreschfeld, *British med. Journal*, 1886.

animaux le faible pouvoir toxique de l'acétone qui ne dépasse pas celui de l'alcool éthylique.

M. le professeur Lépine[1] insiste sur ce fait que l'acétone détermine du désordre dans les mouvements, du délire, des hallucinations, de la chaleur de la peau, bref, des symptômes, assez différents de ceux que présentent les diabétiques, et M. Jaccoud[2] résume ainsi les objections faites à l'acétonémie :

a) L'acétonémie n'est pas constante dans le coma diabétique.

b) On peut l'observer chez des diabétiques qui n'ont pas d'accidents comateux.

c) L'acétone est fréquente en dehors du diabète sucré, dans l'inanition, dans les pyrexies, dans la cirrhose hépatique et dans certains cancers.

Pour Hirschfeld[3], l'acétonémie est même un symptôme physiologique; elle est en rapport avec la suppression plus ou moins complète des aliments hydrocarbonés.

d) L'acétone, même administrée à haute dose (Dreschfeld[4] en a pris jusqu'à 20 grammes), ne produit pas d'effets toxiques chez l'homme bien qu'elle en produise chez certains animaux.

Théorie de l'intoxication par les acides. — Cette théorie, une des dernières en date, marque la phase de réaction contre l'acétonémie pure. Elle s'appuie sur un

---

[1] Lépine, *Semaine méd.*, 1897.
[2] Jaccoud, *Traité de path. interne.*
[3] Hirschfeld, *Zeitschrift für klin. Med.*, Bd., XXI et XXVIII.
[4] Dreschfeld, *loc. cit.*

travail de Walter[1], publié en 1877, et qui resta longtemps inaperçu.

Walter avait injecté dans l'estomac de certains animaux soit de l'acide phosphorique, de l'acide salicylique ou de l'acide chlorhydrique à la dose de 7 à 8 décigrammes par kilogramme d'animal, et cela deux fois par jour. Il avait noté à la suite une diminution assez forte de l'acide carbonique du sang, qui s'y trouve à l'état de carbonate et de bicarbonate, et la mort survenait chez le lapin si l'on dépassait les doses indiquées.

Chez le chien, l'injection de petites doses d'acide est suivie d'un autre phénomène : l'ammoniaque apparait dans les urines en grande quantité et neutralise les acides introduits. A l'état physiologique, l'urine de l'homme renferme un peu d'ammoniaque, mais dans le diabète, Hallervorden[2] a montré que cette proportion était notablement accrue et dépassait 5 grammes par jour. Stadelmann[3] a rapporté des observations analogues et beaucoup d'auteurs à sa suite.

Or, cette exagération de l'excrétion de l'ammoniaque témoigne en faveur d'une acidité relative du milieu sanguin que la nature tend à neutraliser dans un effort salutaire.

Quand il a fallu déterminer quels étaient les acides en cause, les opinions ont varié.

Rupstein, Gehrardt, Jacksh, Ceresoli incriminèrent l'acide acétylacétique ou diacétique qu'on découvrait dans

---

[1] Walter, *Archiv für exp. Path. und Therap.*, 1877.
[2] Hallervorden, *Archiv für exp. Path.*, Bd. XII.
[3] Stadelmann, *Archiv für exp. Path.*, Bd. XVII.

l'urine par la réaction rouge vin de Bourgogne avec le perchlorure de fer ($Fe^2 Cl^6$).

C'était la *diacéturie* qu'on opposait à l'acétonurie, mais celle-là était passible des mêmes objections que celle-ci; de plus, la toxicité propre de l'acide diacétique n'a jamais pu être mise en évidence par MM. Prévot et Binet[1] qui injectaient impunément dans le sang d'un lapin l'extrait éthéré de 800 centimètres cubes d'urine à réaction de Gehrardt et qui provenait d'un enfant diabétique, mort plus tard dans le coma.

Stadelmann[2], reprenant plus attentivement l'analyse des urines diabétiques, découvre dans certains cas un acide spécial, l'acide crotonique. Mais cet acide était loin d'être fixe, il ne représentait qu'une stade de décomposition moins avancé du glucose, et MM. Kulz[3] et Minkowski[4], démontrèrent, presque à la même époque, et après des recherches indépendantes l'une de l'autre, que cet acide crotonique provenait d'un autre corps qu'ils appelaient acide pseudo-oxybutyrique ou β-oxybutyrique, déviant à gauche la lumière polarisée.

M. Lépine[5] est parvenu à retrouver cet acide non seulement dans l'urine, mais dans le sang d'un diabétique comateux.

Il est vrai de dire que MM. Roque, Devic et Hugounenq[6]

---

[1] Prévot et Binet, *Revue médicale de la Suisse romande*, n° 5, 1887.

[2] Stadelmann, *loc. cit.*, p. 419.

[3] Külz, *Zeitschrift für Biol.*, p. 105.

[4] Minkowski, *Archiv für exp. Path.*, Bd. XVIII.

[5] Lépine, *Revue de médecine*, page 415, 1887.

[6] Roque, Devic et Hugounenq, *Revue de médecine*, 1892.

ont été moins heureux dans un cas de coma diabétique observé par eux et qu'ils n'ont pu mettre en évidence de quelque façon que ce soit l'acide β-oxybutyrique. Le résultat de leurs expériences et de leurs recherches chimiques les a conduits à la conception suivante, qui paraît bien résumer les travaux épars qui concluaient au rôle prédominant de tel ou tel acide dans l'intoxication diabétique.

« Normalement, à l'état de santé, le glucose en se brûlant donne de l'acide carbonique et de l'eau, mais dans l'état de maladie, dans le diabète avant le coma, il y a des combustions incomplètes. Les résidus de ces combustions, au lieu d'être de l'acide carbonique, forment de l'acide lactique ou son homologue supérieur l'acide oxybutyrique, ou de l'acide diacétique, de l'acétone, ou même tout autre acide inconnu. Dans chaque cas, suivant le degré d'imperfection de combustion du glucose, il y a prédominance de l'un quelconque de ces acides ou même de l'acétone. Il n'y a donc pas lieu d'admettre que le coma diabétique est sous la dépendance d'un acide fixe, car alors il n'y aurait pas un seul coma diabétique, mais un grand nombre. »

En somme, toutes les fois que le glucose se brûlera incomplètement, il y aura production d'acides qui, en s'accumulant dans le sang, détermineront des accidents toxiques :

1° Parce que le sang devient toxique, du fait seul de la diminution de son alcalinité;

2° Parce que ces acides ont, par eux-mêmes, une action toxique qui leur est propre et qui peut varier suivant les cas.

A la notion de la *dyscrasie acide*, qui, d'après Stadelmann serait la cause du coma diabétique, était substituée celle de la *toxicité spéciale* des acides organiques et la théorie de l'intoxication diabétique par l'acide β-oxybutyrique était remplacée par celle des *combustions incomplètes du glucose.*

MM. Roque, Devic et Hugounenq[1] vérifièrent, en effet, la théorie de Walter et démontrèrent que la toxicité du sérum sanguin variait en raison inverse de son alcalinité. Injectant dans les veines d'un lapin de 2 kilogrammes du sérum provenant d'un diabétique comateux, ils produisirent chez cet animal, avec 8 centimètres cubes de liquide, une crise de convulsions tétaniques qui se termina par la mort.

Faisant la même expérience sur un deuxième lapin du même poids avec du sérum ramené à son alcalinité ordinaire, ils durent en injecter 23 centimètres cubes pour obtenir la mort de l'animal.

Ces expériences démontrent qu'en ramenant le sang à son alcalinité normale, on le rend trois fois moins toxique, mais, pour avoir bien diminué, la toxicité du sérum diabétique alcanisé est encore considérable, elle équivaut à 12 centimètres cubes, par kilogramme de matière vivante, c'est celle du sérum urémique ainsi que l'ont établi MM. Bouchard et Teissier[2].

La diminution de l'alcalinité du sang chez les diabétiques n'est donc pas la seule cause de son hypertoxicité et, si elle constitue un facteur important, il y en a d'autres.

---

[1] Roque, Devic et Hugounenq, *loc. cit.*
[2] Bouchard et Teissier, *Path. interne.*

C'est que ces acides ont une toxicité propre indépendante de toute neutralisation.

Les lactates, propionates, butyrates de soude qui dérivent des acides du même nom ne sont pas des corps indifférents.

Mayer[1] a vu que le propionate de soude, à la dose de 1 gramme par kilogramme, en injection sous-cutanée, détermine chez le chat une grande somnolence.

Binz[2], en injectant à un chien du butyrate de soude dans une veine ou sous la peau, 5 décigrammes par kilogramme d'animal, a produit un état d'engourdissement suivi de coma et de mort. Or, si l'on songe que l'oxybutyrate est proche parent du butyrate, on voit que sa toxicité ne doit pas être moindre.

M. Keim[3] a expérimenté l'acide lactique qui est l'homologue inférieur de l'acide oxybutyrique. D'après ses expériences, l'acide lactique, même saturé par la soude, amène la mort chez le cobaye, à la dose d'environ 1 gr. 50 par kilogramme et les symptômes que l'on observe sont un abaissement de la température centrale et de la somnolence.

L'oxybutyrate de soude serait pour lui encore plus toxique que le lactate.

Nous arrivons donc à cette première conclusion : puisque les acides que l'on rencontre dans le coma diabétique ne sont pas plus toxiques que leurs sels, on ne remplit pas une indication bien utile en cherchant à neutraliser les

[1] Mayer, *Archiv für exp. Path.*, Bd. XVIII, p. 129.
[2] Binz, Congrès de Wiesbaden, 1886.
[3] Keim, *De la fatigue et du surmenage* (th. de Lyon, 1886).

premiers par des injections sous-cutanées ou intra-veineuses de bicarbonate de soude. De plus, on n'est pas sûr, même avec des doses énormes de sel sodique, d'arriver à une neutralisation complète des humeurs de l'économie.

M. Lépine[1] ne nous apprend-il pas que dans un cas de coma diabétique l'urine a conservé une réaction acide très accusée, malgré l'injection intra-veineuse de 44 grammes de CO_3Na en solution? Après avoir fait prendre à un autre malade, en vingt-quatre heures, 25 grammes de CO_3Na par la bouche, 20 grammes en infusion intra-veineuse et de nouveau 50 grammes par la bouche, soit au moins 90 grammes de sel sodique, il a constaté que l'urine n'avait pas cessé d'être acide.

Stadelmann[2] a même eu recours à des doses plus fortes, il a dépassé celle de 100 grammes et Minkowski[3] celle de 120 grammes en vingt-quatre heures dont 60 grammes administrés en lavement et 60 grammes par la bouche. Ni l'un ni l'autre ne sont parvenus à rendre l'urine et le sang alcalins. C'est que la quantité d'acide produite est vraiment extraordinaire.

Stadelmann[4] la déduisant de la quantité d'ammoniaque (12 grammes) éliminée en vingt-quatre heures, l'évalue à 90 grammes et Külz[5], adoptant pour base de ses calculs, la déviation polarimétrique à gauche, estime dans un autre cas, à plus de 200 grammes la quantité d'acide β-oxybutyrique engendré en un seul jour au sein de l'organisme.

[1] Lépine, *Revue de médecine*, 1887.
[2] Stadelmann, *Deutsch. Archiv.* Bd. XXXVII et XXXVIII.
[3] Minkowski, *Archiv für exp. Path.*, Bd. XVIII, page 46.
[4] Stadelmann, *loc. cit.*
[5] Külz, *loc. cit.*

Les doses de bicarbonate de soude employées jusqu'ici, et qui paraissent déjà si considérables, sont encore trop faibles, si l'on tient compte de la quantité d'acides qui serait à saturer. On sait, en effet, que pour neutraliser 90 grammes seulement d'acide β-oxybutyrique, il faut 16 grammes de sodium, c'est-à-dire 126 grammes de bicarbonate de soude.

Il est donc nécessaire d'augmenter considérablement le sel alcalin, comment alors le faire prendre au malade ?

La voie buccale n'est pas accessible dans tous les cas ; le diabétique comateux est plongé dans un état de torpeur qui rend difficile ou impossible tout mouvement de déglutition. Avec les lavements, tout le sel n'est pas absorbé, une grande partie est rejetée par les évacuations alvines. Nous pouvons faire le même reproche à l'introduction directe dans l'estomac du bicarbonate de soude, au moyen de la sonde œsophagienne, et M. Minkowski[1], après une administration de 40 grammes de sel sodique par la bouche, a retrouvé à l'autopsie, dans l'estomac du malade, 3 grammes de sodium équivalant à 19 grammes de bicarbonate de soude, dont un peu plus de la moitié seulement avait été absorbé.

Et puis, par tous ces moyens, on perd un temps précieux, alors qu'il importe d'agir vite si l'on veut sauver le malade.

Reste la voie veineuse, le plus souvent employée.

Mais ne craindrait-on pas avec de pareilles doses de sel alcalin d'altérer les hématies, de produire sur le cœur et sur le sang des désordres rapides ? La thérapeutique nous

---

[1] Minkowski, *Arch. für exp. Path.*, Bd. XVIII.

enseigne que, pris en trop grande abondance, il produit la dégénérescence des organes.

Par contre, nous objectera-t-on, il active les oxydations et c'est bien là ce que l'on doit chercher chez le diabétique : essayer de brûler dans son organisme les produits qui lui échappent? C'est faire de la thérapeutique rationnelle et le mettre à l'abri des accidents ultérieurs.

C'est vrai dans le cours ordinaire du diabète, mais au moment du coma, quand il y a surproduction de toxiques, est-on sûr de brûler tout le glucose, de le brûler assez vite pour enrayer les accidents?

Tous ces produits se détruisent très bien au contact des alcalins, mais *in vitro* dans le laboratoire : rien ne prouve que cette destruction soit si parfaite dans l'organisme ; on en peut même fortement douter, quand on retrouve après l'ingestion de doses énormes de bicarbonate de soude, l'urine tout aussi acide qu'auparavant. Les observations que nous rapportons plus loin et où les malades avaient été traités selon la méthode de Stadelmann en font foi.

Nous croyons qu'il serait plus juste de réserver les alcalins pour le traitement préventif du coma, dans le cours du diabète ; quand le coma est établi, il importe plutôt de favoriser l'élimination des produits toxiques que de les brûler.

« Que pour une raison ou pour une autre, les voies d'élimination cessent de fonctionner, nous dit M. Lépine[1], l'accumulation se produit et les accidents les plus graves peuvent éclater. »

D'ailleurs, nous pouvons nous demander aussi, dans le

[1] Lépine, *loc. cit.*

traitement par le bicarbonate de soude du coma diabétique, si c'est bien le sel qui agit en tant qu'alcalin ou par ses transformations ultérieures.

M. Hugounenq[1] nous a démontré avec des chiffres à l'appui que, au contact des humeurs de l'économie une partie du bicarbonate de soude se transforme en NaCl. Il a analysé l'urine d'un diabétique dans le coma à qui l'on avait fait une injection intra-veineuse de 30 grammes de CO^3Na et de 20 grammes de NaCl, il a trouvé dans cette urine la proportion énorme de 49 gr. 23 par litre de NaCl, Or comme on n'en avait introduit que 20 grammes, il faut bien croire que le surplus a été emprunté aux tissus ou aux liquides de l'organisme ou provenait de la transformation du bicarbonate.

Par l'emploi du bicarbonate de soude, ce que l'on veut surtout combattre, c'est l'intoxication acide. Cette théorie a pour elle, il est vrai, un grand nombre de partisans, elle repose sur des bases mieux établies que les anciennes interprétations du coma, mais elle n'est pas à l'abri, elle aussi, d'un certain nombre d'objections.

Si, le plus souvent, on a rencontré dans cette complication ultime du diabète des acides divers : propionique, lactique, formique, acétylacétique, acétone, dont le plus fréquent est l'acide oxybutyrique, ne peuvent-ils pas être les témoins du coma (Wolpe[2]) autant que les auteurs et ne peut-il pas y avoir d'autres produits dérivés du glucose, à réaction neutre ou alcaline dont la saturation est impossible et inutile?

---

[1] Hugounenq, *Revue de médecine*, p. 301, 1887.
[2] Wolpe, *Archiv für experim. Path.*, Bd. XXI, p. 156.

L'acide β-oxybutyrique lui-même n'a pas toujours été retrouvé et MM. Raque, Devic et Hugounenq[1], dans un cas de coma bien net, n'ont pu le mettre en évidence ni dans le sang, ni dans les urines. C'est pourquoi ces auteurs avaient formulé la théorie des combustions incomplètes du glucose, ne voulant en rien préjuger de la nature des produits qu'elle engendrait.

C'est à cette réserve que s'était rallié M. Frerichs[2] dans son *Traité du diabète*, quand il dit : « Il se produit plus ou moins dans le sang, et suivant une marche tantôt lente et tantôt rapide, une série de décompositions du glucose dont nous connaissons les produits ultimes, tandis que les premiers termes de ces processus zymotiques sont ignorés et difficiles à pénétrer, en raison des promptes et faciles métamorphoses que les substances intéressées subissent dans le sang. »

M. Jaccoud[3] a émis une opinion identique.

Résumant donc en peu de mots les principales objections que l'on peut faire au traitement du coma diabétique par la méthode alcaline, nous nous croyons en droit de pouvoir dire :

1° Qu'il faudrait employer des doses énormes de CO^3Na pour ramener à un chiffre à peu près normal l'alcalinité du sang et des humeurs ;

2° Qu'il pourrait être dangereux de les faire prendre ;

3° Que, même dans ce cas, on ne neutraliserait pas sûrement tous les acides du sérum sanguin ;

---

[1] Roque, Devic et Hugounenq, *loç. cit.*
[2] Frerichs, *Traité du diabète*, p. 350.
[3] Jaccoud, *Traité de Path. interne.*

4° Que, même saturés, ces acides sont aussi toxiques ;

5° Qu'en l'état actuel de la science, on n'est pas certain que l'intoxication diabétique soit toujours une intoxication acide.

6° Qu'une partie de CO^3Na administré se transforme dans l'organisme en $NaCl$.

Nous pensons ainsi avoir démontré que les alcalins sont impuissants à rendre tous les services que l'on attendait d'eux. Ils ne sont pas nuisibles, bien que les doses que l'on a quelquefois employées ne soient pas sans danger, mais ils sont tout au moins inutiles.

C'est que l'intoxication n'est pas tout dans le coma diabétique. Si elle est la cause principale, il y a d'autres conditions plus ou moins dépendantes de la cause première et qui, par leur ensemble, font la gravité de la maladie autant que l'intoxication elle-même.

Vient d'abord le manque de diurèse.

Les fermentations qui donnent naissance aux principes toxiques, se produisant d'une façon constante chez les diabétiques, il faut qu'une autre condition intervienne pour que le coma éclate.

Est-ce une exagération brusque dans la production des dérivés toxiques sous une influence déprimante quelconque; oui, dans certains cas, et Kussmaul[1], M. Taylor[2] défendent cette manière de voir, mais il est incontestable que c'est l'insuffisance de l'élimination qui joue ici le plus grand rôle et presque tous les auteurs sont d'accord sur ce point. Que les poisons se produisent, si le rein les élimine au

---

[1] Kussmaul, *loc. cit.*

[2] Taylor, *Guy's hospital Reports*, n° 22, 1877.

fur et à mesure, ils n'auront qu'une influence nocive passagère; mais si le rein vient à se fermer, le coma éclatera. C'est ce que nous avons constaté en relisant plusieurs observations de coma diabétique, où le taux de l'urine était tombé à un chiffre assez faible peu avant ou au moment des accidents.

Stadelmann[1], tout en attribuant à la présence de l'acide β-oxybutyrique une grande importance, admet qu'il faut laisser une large part dans la pathogénie du coma diabétique à la défaillance du rein et Stokvis[2] (d'Amsterdam), Frerichs[3] (de Berlin) disent qu'à l'accumulation des toxiques doit toujours se trouver réuni leur manque d'élimination pour que les accidents apparaissent.

A côté de cette insuffisance rénale plus ou moins complète, nous n'oublierons pas, comme condition adjuvante dans la production du coma, les altérations fonctionnelles ou organiques des centres nerveux. Ceux-ci, dont la structure est si délicate, se trouvant irrigués par un sang toxique, ne tardent pas à être atteints d'une façon souvent irréparable. Leur anémie et leur dessèchement dans quelques cas, leur congestion dans d'autres, entrent pour une grande part dans la production des phénomènes psychiques qu'on observe chez le diabétique comateux : la perte de connaissance, la torpeur, la somnolence ou la céphalée, les vertiges et les étourdissements caractérisent en effet le coma diabétique.

Toutes ces causes adjuvantes du coma ne seront que

---

[1] Stadelmann, *Deutsche med. Wochenschrift*, n° 46.
[2] Stokvis, Congrès de Wiesbaden, 1886.
[3] Frerichs, *loc. cit.*

faiblement influencées par la médication alcaline, ni la diurèse, ni les centres nerveux, ni les poumons, ni le tube digestif ne ressentiront le coup de fouet nécessaire, l'excitation suffisante pour que l'organisme sorte vainqueur de la lutte.

Le sérum physiologique que nous avons employé dans l'observation que nous rapportons ci-dessous est-il plus efficace, et comment a-t-il pu agir puisque notre malade a guéri? C'est à ces deux questions que nous nous efforcerons de répondre. Qu'est-ce qu'on entend d'abord par sérum physiologique? C'est la solution d'eau bouillie stérilisée à 7 pour 1000 de chlorure de sodium. Nous établirons d'abord que cette solution n'est pas nuisible. M. Mayet[1] a démontré qu'elle n'altère pas plus les hématies que le sérum normal du sang, leur diamètre n'est pas diminué, leur épaisseur n'est pas augmenté comme le prétendait Malassez[2], le sel se combine très bien avec la sérine, et le stroma globulaire, s'il est un peu plus rigide au début de l'injection, ne tarde pas à reprendre son élasticité ordinaire.

Nous croyons inutile de nous étendre plus longuement sur la non-nocivité du sérum physiologique ; tous les cliniciens qui l'ont employé sont unanimes à reconnaître ses bons effets. Pour savoir comment il agit dans le coma diabétique, il faut étudier son action dans un cas dégagé de toute complication, car s'il y a une phtisie pulmonaire avancée, une pneumonie ulcéreuse, de la gangrène, etc.,

[1] Mayet, *Société de Biologie*, 1896.
[2] Malassez, De la richesse du sang en globules rouges (*Société de Biol.*, 1885).

il est facile de comprendre que ces lésions intercurrentes entraveront ses effets, et qu'elles emporteront le malade plutôt que le coma lui-même.

Les lésions rénales avancées ne contre indiquent pas son emploi, mais nous verrons que son action sera alors limitée. Porak et Bernheim ont eu recours à cette thérapeutique dans l'albuminurie gravidique, et d'autres cliniciens, avec des succès divers, l'ont utilisée dans l'intoxication urémique (Duret, Delbet, Fourmeaux).

Sans prétendre qu'il guérit dans tous les cas, nous envisagerons l'emploi du sérum physiologique dans le coma diabétique, à un double point de vue : dans l'hypothèse où les reins sont malades, puis dans celle où ils sont sains.

Quand les reins sont altérés, si le sérum physiologique est impuissant à procurer une diurèse salutaire, il mettra en jeu les autres émonctoires de l'organisme et produira sur la masse totale du sang une hydratation bienfaisante.

Hilton Fagge[1] et Taylor[2] ont attribué à l'épaississement du sang une grande partie des accidents menaçants du coma et nous avons vu, dans l'exposé des différentes pathogénies, que les auteurs s'étaient depuis longtemps préoccupés du rôle que pouvait jouer le desséchement des organes et des centres nerveux surtout, dans l'apparition de ce syndrome final.

Quand on songe à l'énorme polyurie du diabétique, à l'exosmose cellulaire incessante qui prive ses tissus du milieu liquide indispensable à leur vie, l'injection salée n'est-elle pas la bien venue pour remplacer le déchet qui

---

[1] Hilton Fagge, *loc. cit.*
[2] Taylor, *loc. cit.*

s'est produit et rendre aux organes l'eau qui leur man-
quait ?

Nous ne voulons pas dire que la déshydratation est seule
en cause dans le coma, car il suffirait, pour enrayer celui-
ci, d'hydrater l'organisme ; mais comme elle se rencontre
fréquemment, nous maintenons que l'injection salée remplit une indication utile.

Cette hydratation s'accompagne en même temps d'une
augmentation de la sécrétion des organes glandulaires.
« Quand la voie urinaire est insuffisante, nous disent
MM. Dastre et Loye[1], l'excrétion de l'eau salée se complète par la voie des glandes salivaires. Il peut y avoir
ainsi une sorte de suppléance entre le rein et ces dernières.
Cette suppléance peut aussi se faire par la muqueuse intestinale : dans ce cas, l'animal présente d'abord de la
diarrhée, puis il rejette par le rectum un liquide qui, finalement, peut devenir analogue à l'eau salée injectée. Enfin
la surface pulmonaire elle-même peut servir de décharge. »
L'homme possède en plus de l'animal des glandes sudori-
pares, et c'est là un émonctoire qui n'est pas à dédaigner,
puisque, pour M. Aubert (de Lyon), sa valeur équivaut à
celle d'un troisième rein.

Aussi, que voyons-nous se produire, quelques heures
après l'injection, quand l'hyperthermie du stade critique
commence à disparaître? La peau devient moite et souple,
une abondante sudation active la défervescence et contri-
bue pour sa part à l'élimination des poisons solubles et du
chlorure de sodium que l'on retrouve toujours en grande
quantité dans les sueurs.

[1] Dastre et Loye, *Archives de physiologie*, 1889.

La salivation s'exagère, la langue devient humide, la soif disparait, souvent une abondante diarrhée s'établit qui fait partie du cortège des phénomènes critiques.

Quant aux toxiques qui ne sont pas entrainés, leur action nuisible est retardée par l'injection de l'eau salée. Ce retard dans les intoxications a été mis en évidence depuis longtemps par Magendie. Il introduisait un poison dans la plèvre, après avoir pratiqué une saignée préalable, les accidents éclataient en trente secondes ; chez l'animal intact ils n'apparaissaient qu'au bout de deux minutes.

Réciproquement il injectait 1 litre d'eau salée dans les veines et l'empoisonnement était retardé et atténué; avec 2 litres il ne se produisait plus.

MM. Delbet, Roger[1] firent des expériences semblables et, après quelques insuccès avec le sulfate neutre d'atropine, ils démontrerent qu'une injection intra-veineuse d'eau salée retarde et atténue considérablement les effets de la strychnine introduite sous la peau. Ils expliquent le fait par une absorption plus lente, une élimination plus rapide et une modification du pouvoir réflexe des centres nerveux. Ce résultat n'est obtenu qu'à la condition d'injecter des quantités de liquide assez considérables qui diluent les poisons d'après les opinions de M. Lépine[2] et de Sahli[3], de Berne.

Pour se rendre compte de l'effet de l'injection d'eau salée sur le système nerveux, il suffit d'examiner le diabétique comateux avant et après l'intervention. Le malade, qui était

---

[1] Roger, *Presse médicale*, 1895.
[2] Lépine, *loc. cit.*
[3] Sahli, *loc. cit.*

dans un état de somnolence complète, d'assoupissement profond avec perte de l'intelligence, de la sensibilité et de la mobilité, les pupilles dilatées et insensibles, reprend presque aussitôt connaissance ; il parle et comprend ce qu'on lui dit. L'injection salée a excité le système nerveux ; elle a mis en œuvre les moyens de défense que l'organisme possède pour réagir contre les poisons qui le paralysent.

Il est vrai de dire que quelques-uns de ces phénomènes salutaires peuvent être attribués autant au véhicule qu'au chlorure de sodium lui-même, puisqu'ils se produisent avec des injections alcalines, mais il en est d'autres qui dépendent uniquement de NaCl et qui ont été mis en évidence ces dernières années par MM. Garnier et Lambert[1].

Ce sont ceux qui ont trait à la respiration musculaire et à la destruction du glycogène hépatique par les injections salées.

Maurel, Charrin et Desgrez avaient déjà observé une suractivité générale de la nutrition, consécutive aux injections salées pendant que Manfred Bial constatait que NaCl agit comme excitant sur certaines cellules végétales et que les levures à son contact acquièrent un pouvoir fermentescible plus grand et une résistance plus forte aux agents destructeurs.

MM. Garnier et Lambert ont démontré par des expériences que si NaCl excite les cellules végétales, il a la même action sur les cellules animales. Dans ce but ils ont analysé comparativement les échanges gazeux de deux muscles symétriques extraits aseptiquement du corps, l'un avant, l'autre immédiatement après l'injection d'eau salée stérilisée (7 pour 1000).

[1] Garnier et Lambert, *Société de Biologie*, 13 février 1897.

Leurs expériences ont été faites sur le chien, avec le triceps sural et toujours après injection intra-veineuse d'eau salée, le muscle absorbait plus d'oxygène et éliminait plus d'acide carbonique que le muscle normal pris comme témoin.

Cette stimulation se fait sentir, non seulement sur la cellule musculaire, mais aussi sur la cellule hépatique.

Les mêmes auteurs[1] ont comparé la teneur du foie en glycogène avant et après une injection intra-veineuse d'eau salée chez le lapin. Ils ont trouvé que la quantité de glycogène qui, avant l'injection, était de 7 gr. 000 pour 100 grammes de foie, tombait aussitôt après à 3 gr. 382, soit une diminution de près d'un demi.

Cette baisse tient pour une certaine part, il est vrai, à l'influence du traumatisme, mais celui-ci, seul, ne pourrait en produire une aussi considérable, car elle n'a jamais dépassé un quart chez les animaux simplement traumatisés, pris comme témoins.

Ce glycogène n'est pas entraîné par le lavage, ainsi qu'on pourrait s'y attendre, on n'en retrouve dans le sang que des traces impondérables, il est transformé puis détruit.

Si ce sont là les principales réactions que peut produire le chlorure de sodium dans le coma diabétique avec des reins malades, nous ne prétendons pas avoir pénétré jusque dans l'intimité du processus et d'autres phénomènes bienfaisants et plus ou moins connus, tels que son action sur la leucocytose, sur l'hématopoïèse, peuvent venir ajouter leurs effets à ceux que nous avons décrits.

[1] Garnier et Lambert, *Société de Biologie*, 17 juillet 1897.

Malgré tout, dans le cas que nous avons supposé, la guérison ne peut avoir lieu et ne s'est jamais produite, que nous sachions. Il n'y aura qu'une amélioration passagère, le coma persistera, car les poisons ne sont pas suffisamment éliminés. La guérison définitive ne s'obtiendra qu'au prix de leur expulsion complète et celle-ci ne sera possible que si l'émonctoire principal de l'organisme est capable d'un bon fonctionnement. « L'état du rein, dit Lejars[1], est d'importance majeure pour que les injections salées agissent. Chez les sujets âgés dont le cœur et les reins sont malades, le résultat n'est pas obtenu. »

Tous les auteurs qui se sont occupés des injections salées ont fait la même remarque et insisté sur le même point.

Or, puisque l'intégrité des reins est d'une importance capitale, la première question qui se pose est de savoir s'il y a des reins sains dans le coma diabétique, ou tout au moins atteints de lésions assez peu avancées, pour qu'elles ne s'opposent pas à une diurèse suffisante. Si nous consultons les statistiques, elles ne nous renseignent pas beaucoup.

Dickinson, sur 27 autopsies de coma diabétique n'a trouvé les reins tout à fait sains que 2 fois, Griesinger 34 fois sur 64. Sur 100 cas de diabète, Frerichs a trouvé à peu près 5 albuminuriques, tandis que pour M. Bouchard l'albumine existe 45 fois sur 100; pour Lecorché et Talamon 50 fois, et pour Garrod 10 fois seulement.

On voit qu'il y a de grandes différences dans les évaluations, et Jacobson[2], à qui nous empruntons ces chiffres,

---

[1] Lejars, *Presse médicale*, 1896.
[2] Jacobson, *Samml. klin. Wochensch.*, Leipzick, 1890.

les explique par ce fait, que les auteurs ont établi leurs statistiques d'après des cas bien différents d'albuminurie persistante ou transitoire.

Si nous en croyons M. Sallès[1], l'albuminurie oscille chez les diabétiques entre 50 et 65 pour 100 ; son pronostic n'est grave que si elle est substitutive et de plus aucun symptôme, en dehors des cylindres épithéliaux, ne permet d'affirmer que le rein est altéré.

Quand nous constaterons la présence de l'albumine dans les urines des diabétiques dans le coma, nous ne pourrons donc pas en conclure à l'imperméabilité fatale du rein et à l'impuissance du sérum physiologique. C'est, en outre, un fait bien avéré que dans les autopsies de ces malades, et MM. Volpe[2], Hesse[3], Lépine[4], Taylor[5] en ont cité des exemples, on trouve quelquefois les reins parfaitement sains.

Nous allons rechercher comment, dans ces cas, agissent les injections d'eau salée.

Il est évident que tous les effets que nous avons vus se produire quand les reins étaient malades se feront encore sentir ici, mais l'action principale qui l'emportera sur toutes les autres et entrainera la guérison définitive, si les injections sont faites à temps, c'est le lavage du sang.

L'action diurétique du chlorure de sodium est connue depuis longtemps ; elle est directe en excitant l'épithélium rénal et indirecte en élevant la pression sanguine par suite d'un réflexe vaso-constricteur.

[1] Sallès, thèse de Lyon, 1893.
[2] Wolpe, *Archiv für exp. Path.*, Bd. XXI, p. 156.
[3] Hesse, *Berliner klin. Wochens.*, Bd. XIX.
[4] Lépine, *Revue de médecine*, 1887.
[5] Taylor, *Guy's hosp. Reports*, t. XXV.

Elle a été démontrée pour la première fois par Heidenhain[1]. Celui-ci avait remarqué que le sulfoindigotate de soude s'élimine par l'épithélium des *tubuli contorti* : faisant alors à l'animal une injection d'eau salée, il hâtait l'apparition dans l'urine de cette substance colorante. M. Roger, que nous avons déjà cité, déduisit de ses nombreuses expériences que les injections de sérum physiologique dans les cas d'empoisonnement amenaient une diurèse efficace.

Dans leurs recherches sur l'influence des injections intra-vasculaires de chlorure de sodium sur la constitution moléculaire de l'urine, MM. Carrion et Hallion[2] ont vu que les reins éliminent activement le sel injecté et Biernacki a établi expérimentalement que cette diurèse n'était pas immédiate mais se produisait quelques heures après l'injection et durait longtemps après.

D'après Bosc et Vedel[3], la rapidité et l'abondance des mictions sont en rapport avec la gravité de l'intoxication et la précocité de l'injection ; elles relèvent en partie de l'osmose et en partie de l'excitation du rein, s'accompagnant toujours de l'augmentation de la pression sanguine. Tous ces faits expliquent la polyurie souvent abondante que nous avons constatée dans les observations de MM. Taylor[4], Hilton-Fagge[5] et Dickinson[6] qui avaient eu

[1] Heidenhain, *Centralblatt f. d. med. Wissensch.,* Berlin, 1866.

[2] Carrion et Hallion, *Société de Biologie,* 1896.

[3] Bosc et Vedel, *Société de Biologie,* 1896.

[4] Taylor, *loc. cit.*

[5] Hilton-Fagge, *loc. cit.*

[6] Dickinson, *Transactions of the clinical Society of London,* t. XXIII, p. 130, 1890.

recours aux injections salées chez des diabétiques dans le coma.

Cette diurèse produit dans l'urine des modifications chimiques importantes, et quand elle n'est pas quantitative, elle est qualitative, selon l'expression de M. Landouzy[1], c'est-à-dire qu'elle augmente le chiffre des substances solides. Rabuteau[2] avait, en effet, démontré depuis longtemps que le chlorure de sodium augmente la proportion d'urée, cette hyperazoturie n'est-elle pas un signe de plus, ajouté à tous les autres, de la suractivité générale qui retentit dans tout l'organisme?

La diurèse est donc indiscutable; elle atteint une intensité parfois extrême s'accompagnant d'autres phénomènes critiques, véritable orage, d'après M. Bosc.

Y a-t-il, en même temps, une augmentation de l'élimination des poisons du sang?

Tous les auteurs ne sont pas d'accord sur ce sujet, mais il est probable que si les poisons n'ont pas toujours été retrouvés, c'est qu'ils étaient devenus méconnaissables, dit M. Dastre[2], soit par un moyen d'oxydation ou une transformation quelconque.

En face de quelques cas négatifs isolés, nous trouvons des cas positifs nombreux.

D'abord l'hypotoxicité des urines, telle que l'ont trouvée MM. Bosc et Vedel après l'injection de sérum physiologique, ne signifie pas du tout que les poisons n'ont pas été éliminés en plus grande abondance, elle prouve seulement

[1] Landouzy, *Sérumthérapie*, 1898.
[2] Rabuteau, *Thérapeutique*.
[3] Dastre, *Archives de physiologie*, 1888-89.

qu'ils sont en moins grande quantité dans un volume donné d'urine, parce qu'ils sont plus dilués.

M. Lépine, dans un cas de coma diabétique où les reins étaient sains, et qu'il avait traité par les infusions intra-veineuses, a fait analyser les urines par le Dr Martz avant et après l'injection ; il a trouvé que l'acétone, l'acide acétylacétique et l'acide β-oxybutyrique avaient au moins triplé de volume dans les urines critiques. D'autres cliniciens ont confirmé ces résultats que l'expérimentation avait prévus (Roger).

Mais la meilleure preuve que l'organisme s'est débarrassé des poisons, c'est l'atténuation des symptômes d'auto-intoxication diabétique, qui se fait avec la diurèse, symptômes reparaissant dès que les urines diminuent.

L'augmentation de toxicité des urines dans le coma diabétique, à la suite des injections intra-veineuses, est donc bien réelle, elle fait partie intégrante de la théorie du lavage du sang.

M. Lejars[1], se demandant comment les injections salées agissent, ne trouve pas d'autre explication. « Ces grands lavages, dit-il, provoquent sans doute de larges évacuations de toxines par le rein. »

D'après MM. Dastre et Loye[2], « il y a avec les injections salées un véritable lavage du sang et des tissus qui peut servir de base scientifique aux essais de traitement des maladies, dans lesquelles on soupçonne que des produits toxiques solubles s'accumulent dans l'organisme ».

M. Mayet[3] admet pleinement les opinions des auteurs pré-

[1] Lejars, *loc. cit.*

[2] Dastre et Loye, *Archiv. de physiologie*, 1889.

[3] Mayet, *Société de Biologie*, 1896.

cédents : « Parmi les indications que l'injection intra-veineuse de sérum physiologique peut remplir, une des principales et du plus grand avenir est le lavage anti-toxique du sang, dû à M. Dastre. »

C'est à ce même mécanisme que nous avons songé dans le traitement du coma diabétique par les injections intra-veineuses de sérum physiologique et c'est lui que nous invoquons pour expliquer la guérison que nous avons obtenue.

Nous croyons qu'il peut être aussi efficace que dans les autres auto-intoxications, à condition que les reins soient suffisamment sains et perméables et que l'on intervienne assez tôt.

A la thérapeutique qui enseigne de neutraliser les toxiques dans le coma diabétique, nous pensons donc avoir le droit d'ajouter celle qui recommande de les éliminer, de laver l'organisme ou de le lessiver selon l'expression de M. Landouzy[1].

[1] Landouzy. *loc. cit.*

CHAPITRE III

INDICATIONS ET CONTRE-INDICATIONS
DES INJECTIONS DE SÉRUM DANS LE COMA
DIABÉTIQUE

Il nous reste maintenant à nous demander, si le traitement par les injections de sérum physiologique convient à tous les cas de coma diabétique.

Abandonnée à elle-même, ou traitée par les moyens ordinaires, cette intoxication se termine toujours, on peut dire fatalement, par la mort. Ainsi Frerichs[1] sur quatre cents cas de diabète où le coma s'est montré un très grand nombre de fois, n'a constaté pour ces derniers que deux améliorations à peine sensibles.

De même Taylor[2], sur quarante-trois cas de coma diabétique observés en sept ans, de 1873 à 1880, compte quarante-trois morts. Inutile de multiplier les statistiques : le coma diabétique est synonyme de mort.

Il semble donc, de prime abord, que les injections de sérum artificiel soient toujours de mise, puisque c'est d'elles que l'on peut espérer l'amélioration ou la guérison du coma, jusqu'à ce qu'un remède certain, antitoxique

[1] Frerichs, *loc. cit.*
[2] Taylor, *Guy's hosp. Reports.* t. XXV.

capable de neutraliser les poisons dérivés de glucose, soit trouvé.

Il est cependant des cas où l'usage de ces injections est forcément inutile ou peut être nuisible.

Que pourraient-elles faire par exemple chez un comateux, atteint de tuberculose pulmonaire avancée, et mourant autant de l'absorption des toxines tuberculeuses que de son diabète?

L'organisme est ici dans un tel état de déchéance qu'il est impossible, presque audacieux, de vouloir y porter remède.

Il en est de même chez celui qui est arrivé, après de nombreux épisodes cardiaques, à une asystolie complète et qui ne pourrait supporter sans danger une augmentation de la pression sanguine. C'est le cœur qui est en défaillance et toute surcharge, tout obstacle à son fonctionnement serait funeste.

Nous en dirons autant des malades atteints de gangrène du poumon ou des membres, de péritonite, etc., les injections de sérum n'auront pour eux aucune utilité.

Taylor[1] a, depuis longtemps, attiré l'attention sur ce sujet et montré l'influence de ces maladies intercurrentes. Sur 43 cas de coma diabétique, il en compte 8 atteints de phtisie avancée, 1 de péritonite, 1 d'ulcération intestinale, etc... Tous ces malades moururent autant de la maladie surajoutée que de leur coma.

Nous ne voulons pas dire cependant que le coma diabétique pur, sans lésions appréciables des autres organes, est l'exception. Il est au contraire assez fréquent.

[1] Taylor, *loc. cit.*

Ainsi sur les quarante-trois cas rapportés par le distingué médecin anglais, c'est à l'intoxication diabétique seule qu'est due la mort de quatorze malades. Pendant la vie aussi bien qu'à l'autopsie, il a été impossible de révéler aucune altération organique.

Comme conclusion, nous dirons donc qu'il y a contre-indication aux injections de sérum physiologique, quand le coma diabétique s'accompagne d'une lésion irréparable des organes, surtout des poumons et du cœur.

Avoir recours, en pareil cas, au traitement que nous avons essayé de mettre en lumière, serait du fait de l'insuccès certain, le déconsidérer et le faire passer comme une vaine panacée, bonne à tout faire.

Ici se place une autre question, mais du même ordre. On se trouve en face d'un malade atteint de coma diabétique franc, depuis plusieurs heures, même depuis plusieurs jours, la mort semble certaine. Doit-on quand même faire des injections de sérum ?

Oui, puisque c'est la seule chance de salut qui reste au malade.

D'ailleurs, les résultats obtenus en pareille circonstance, doivent encourager le médecin. Nous trouvons, sur les vingt cas de coma diabétique que nous rapportons et qui ont été traités par les injections de bicarbonate de soude ou de chlorure de sodium, presque toujours des améliorations, malgré l'heure souvent tardive où elles ont été faites.

Ainsi, dans l'observation III, le coma durait au moins depuis dix heures; dans l'observation V, depuis vingt-quatre heures ; dans l'observation VIII depuis quarante heures quand on eut recours aux infusions salines et cependant un mieux sensible se produisit dans l'état des malades.

Dans l'observation XIII où l'on traita le coma à son début, la survie fut de deux jours et l'on pouvait espérer la guérison quand une administration intempestive d'opium vint replonger le malade dans un état de somnolence et de torpeur qui se termina par la mort.

Dans l'observation XIV la survie fut de trois jours, mais le malade succomba aux doses énormes de liquide qu'on avait fait passer dans le torrent circulatoire, environ 12 litres et demi dans l'espace de trente deux heures, et ce qui le prouve, c'est la congestion intense de tous les organes qui fut révélée par l'autopsie.

M. Lépine rapporte (obs. XVI) que, dans un cas de coma diabétique traité six heures après son début, une amélioration sensible s'était produite, l'on pouvait croire que le malade serait sauvé, quand il mourut inopinément sans aggravation de la somnolence, plus de vingt-quatre heures après. Ce succès relatif lui donna confiance en la méthode et il se proposa d'en renouveler l'essai sans attendre que le mal soit établi, mais en l'attaquant au contraire, dès l'apparition des premiers symptômes précurseurs, jugeant qu'à ce moment seul il pouvait être heureusement combattu.

Une guérison complète justifia ses prévisions (obs. XIX). Il en fut de même dans le cas que nous avons observé au service de M. le Dʳ Chappet, l'intervention ici fut plutôt tardive et cependant le coma céda à des injections abondantes de chlorure de sodium seul, sans addition de bicarbonate de soude (obs. XX).

On tentera donc toujours dans un coma diabétique pur,

sans affection grave surajoutée, les injections de sérum artificiel, quelle que soit la date plus ou moins longue de son apparition.

Mais en règle générale, si le médecin a la facilité de choisir le moment de son intervention, c'est surtout au début, quand le malade est en imminence de coma qu'il devra avoir recours aux injections.

Telle est l'indication qu'a formulée nettement M. le professeur Lépine : « La condition essentielle pour avoir quelque succès, dit-il, c'est d'opérer dès que le coma est imminent, ou au moins au moment où il débute ».

La raison en est bien simple : plus le coma diabétique est de longue durée, plus les toxiques seront abondants, plus les éléments anatomiques seront atteints, surtout au niveau des reins et des centres nerveux.

Germar à ce sujet attire fortement l'attention dans sa thèse [1]. Il faut considérer, dit-il, que le système nerveux est très susceptible vis-à-vis des impressions de toute nature. Il est tout naturel que la masse du sang altéré, agissant pendant plusieurs jours sur la substance nerveuse, produise dans la structure de celle-ci des altérations qui ne pourront plus être réparées, même par les injections les plus abondantes. »

On devra donc, chez un malade atteint de diabète, porter une extrême attention à tous les symptômes prémonitoires du coma et se tenir prêt à intervenir dès qu'ils apparaîtront : les troubles dyspnéiques, l'augmentation des mouvements respiratoires, l'inappétence et l'anorexie, une certaine angoisse précordiale, la somnolence, l'augmentation

[1] Germar, thèse d'Iéna, 1808.

de l'ammoniaque urinaire, la coloration rouge des urines avec le perchlorure de fer sont ceux auxquels les auteurs attachent le plus d'importance.

L'âge n'est pas une contre-indication aux injections de sérum dans le coma diabétique. Il semble même que l'on ait plus de chances de réussir chez un adulte ou chez un malade âgé que chez un individu plus jeune ou un enfant.

Taylor[1] signale, comme un fait digne de remarque, que le diabète est grave surtout chez les enfants, qu'il se termine fréquemment par le coma et que sa marche ici est toujours plus rapide. Le tableau suivant, dû à cet auteur, en est une preuve. Leroux[2], dans sa thèse, a insisté sur les mêmes points et tous les cliniciens sont d'accord à ce sujet.

Age	Morts par coma	Total des morts	Total des cas
De 10 à 20	5	6	24
De 20 à 30	13	17	48
De 30 à 40	5	10	35
De 40 à 50	2	7	30
De 50 à 60	1	2	13
De 60 à 70	1	1	9

Maintenant, ce serait nous répéter que de parler longuement de l'indication des injections de sérum chez les diabétiques comateux dont les reins sont malades.

Nous l'avons vu chez ces derniers, on peut toujours espérer une amélioration et, au chapitre précédent, nous en avons exposé les raisons.

[1] Taylor, *loc. cit.*
[2] Leroux, thèse de Paris, 1883.

CHAPITRE IV

MANUEL OPÉRATOIRE DES INJECTIONS DE SÉRUM PHYSIOLOGIQUE DANS LE COMA DIABÉTIQUE

Nous traiterons ici la technique des injections dans le coma diabétique et les différentes questions qui s'y rattachent.

Quelle solution employer ? Quelle quantité injecter ? A quelle température et à quelle vitesse, quels appareils faut-il avoir à sa disposition, où et comment faut-il faire l'injection ? tels sont les différents points sur lesquels nous allons insister et nous terminerons par une comparaison entre les injections sous-cutanées et les injections intra-veineuses.

Quelle solution employer ?

La plus recommandable est naturellement celle qui altère le moins les éléments anatomiques du sang.

Les recherches de MM. Bosc et Vedel[1] nous ont appris que l'eau distillée introduite dans les veines est nuisible, même à doses faibles et entraîne immédiatement la mort des animaux à doses élevées. Sa toxicité serait due, d'après Maurel[2] à son action destructive sur les globules rouges ; il

[1] Bosc et Vedel, *Gazette des hôpitaux*, 1806.
[2] Manuel, *Société de Biologie*, 1896.

serait donc très dangereux de l'injecter seule dans le système circulatoire d'un malade.

L'eau ordinaire est, au contraire, dépourvue de toute toxicité à des doses même élevées, mais on ne peut songer à son emploi dans le cas qui nous occupe, à cause des germes infectieux de toute sorte qu'elle contient. Si l'on stérilise cette eau et qu'on y ajoute du chlorure de sodium dans des proportions déterminées, ses propriétés changent et son usage est sans danger.

Les solutions faibles à 5 et 7 pour 1000 ne sont pas toxiques, alors même que l'on triple la masse du sang, seulement la solution à 7 pour 1000 est plus active que l'autre sur la diurèse et la calorification ; elle doit lui être préférée, et c'est elle que nous appelons : solution de sérum physiologique, nom qui lui a été donné par les auteurs, parce que sa composition la rapproche de celle du sérum sanguin.

Le mélange d'un tiers de cette solution avec deux tiers de la masse sanguine, n'altère que faiblement les éléments figurés et s'il y a un contact prolongé ; dans des proportions moindres, elle ne les altère pas du tout, disent MM. Garnier et Lambert[1].

Pour M. Mayet[2], ce qu'il importe surtout d'établir dans l'emploi d'une solution saline, pour en déterminer la valeur, c'est son action immédiate sur les éléments qui reçoivent le premier choc. A mesure que le liquide est brassé par la circulation, c'est avec du plasma de moins en moins dilué et, finalement, à peine augmenté de titre salin que sont mélangés les éléments.

[1] Garnier et Lambert, *Société de Biologie*, 1897.
[2] Mayet, *loc. cit.*

Or, d'après cet auteur, la seule solution qui ménage les hématies, est celle à 7 pour 1000 au maximum, les solutions plus fortes à 8 ou 10 pour 1000 sont dangereuses et doivent être rejetées.

Quelques opérateurs ajoutent au chlorure de sodium du sulfate de soude dans la même proportion.

Cette solution chlorurée sodique a donné les mêmes résultats que la solution salée simple, il s'ensuit que l'adjonction de ce nouveau sel n'est d'aucune utilité, et même M. Mayet déclare que le sulfate de soude ajouté est nuisible aux globules rouges.

La stérilisation du liquide employé est un point important et fort délicat. Beaucoup se contentent de l'ébullition, mais si l'on veut porter la solution à une température plus élevée, on se servira de l'autoclave. La stérilisation ne durera que dix minutes à 115 degrés, sans quoi il se forme avec les parois du verre des sels d'alumine très toxiques, comme l'ont prouvé les analyses de M. Voisin.

Quelle quantité injecter, à quelle température, à quelle vitesse ?

A la suite d'expériences faites sur les chiens et les lapins, MM. Dastre et Loye[1] ont démontré qu'on peut introduire par l'appareil circulatoire, une quantité d'eau salée à 7 pour 1000 considérable (triple et quadruple du volume du sang) sans provoquer chez l'animal le moindre accident, si les reins sont sains.

Il n'y a pas de dose toxique, disent MM. Tuffier et Dujarrier[2]. Ce fait, vrai pour les animaux, n'est peut-être

[1] Dastre et Loye, *Archives de physiologie*, 1888.
[2] Tuffier et Dujarrier, *Gazette hebdomadaire*, 1896.

pas pour l'homme d'une aussi rigoureuse exactitude, et nous voyons que dans l'observation XIV où l'on avait injecté 12 litres et demi de liquide, la malade présentait une congestion intense de tous ses organes. Par contre, une injection de 300 à 600 centimètres cubes (observations III-V) serait tout à fait insuffisante. Il est vrai que si la quantité que l'on injecte peut ne pas être dangereuse, si grande soit-elle, c'est à condition que d'autres précautions soient prises.

Les auteurs précédents reconnaissent que s'il n'y a pas de dose toxique, il y a une vitesse toxique, et c'est de celle-ci qu'il faut surtout se préoccuper, dans l'injection intra-veineuse de sérum physiologique chez les diabétiques comateux.

Les expériences ont établi que les animaux sont tous très sensibles à cette vitesse. Ainsi, chez le lapin, elle ne doit pas dépasser 3 centimètres cubes par minute et par kilogramme de matière vivante, chez le chien, 1 centimètre cube seulement. Si la vitesse augmente, l'animal ne tarde pas à se plaindre et à présenter des troubles du côté du coeur et des poumons.

La dyspnée apparaît, les battements cardiaques, d'abord précipités, se ralentissent et la mort survient dans une syncope. Cette influence funeste d'une trop grande vitesse a été bien mise en évidence non seulement par les travaux de MM. Dastre et Loye, Tuffier et Dujarrier, mais aussi par ceux de M. Lejars[1], à la suite d'interventions chirurgicales diverses, complétées par des injections intra-veineuses de sérum physiologique.

[1] Lejars, *Presse médicale*, 1896.

Le coma diabétique ne fait pas exception à la règle, et l'on doit d'autant plus ici surveiller l'injection que la résistance artérielle, par le fait de l'artério-sclérose souvent concomitante, est diminuée.

Nous croyons donc que la vitesse de 1 centimètre cube par minute et par kilogramme est une vitesse optima.

Quant à la température du liquide, elle doit être, selon la plupart des cliniciens, à peu près égale à celle du sang ou légèrement supérieure, c'est-à-dire de 38 à 40 degrés.

Nous croyons que l'on attache généralement une trop grande importance à cette question, et des injections de sérum physiologique à la température ordinaire de la salle où se trouvait le malade, ont été faites, maintes fois, sans aucun danger. Cependant, s'il y a hypothermie, il vaut mieux employer les solutions à 38 degrés; s'il y a hyperthermie, à la température ordinaire.

En résumé, nous dirons qu'une injection intra-veineuse de 2 litres de sérum physiologique, à la température ordinaire ou de 38 degrés, durant vingt-cinq à trente minutes (c'est-à-dire à la vitesse de 1 centimètre cube par kilogramme et par minute pour un homme du poids moyen de 65 kilogrammes) peut suffire dans la plupart des cas de coma diabétique.

On pourra recommencer le lendemain si l'effet n'est pas obtenu.

Quel appareil faut-il avoir à sa disposition, où et comment faut-il faire l'injection?

Quand on s'est procuré l'injection saline convenable, il faut se munir d'un appareil à injection. Un grand nombre a été employé pour obtenir une vitesse et une pression constante, tout en évitant l'introduction de l'air dans les veines, danger rare, il est vrai, mais très grand, et que le médecin ne doit pas oublier.

Sahli[1] se servait d'un flacon fermé par un bouchon à trois ouvertures, donnant passage à un thermomètre, à un tube garni d'ouate où se filtrait l'air et à un autre tube plongeant au fond du flacon et réuni à une aiguille à ponction par un tuyau en caoutchouc.

On peut d'ailleurs se contenter d'un vide-bouteille que l'on adapte à un flacon quelconque, d'un bock ou, ce qui est préférable, d'un simple entonnoir, réuni par un tube en caoutchouc à une aiguille de l'aspirateur Potain ou Dieulafoy.

Comme tous ces instruments doivent être stérilisés avec soin, a-t-on intérêt à choisir le moins compliqué.

Bien que certains auteurs préfèrent la saphène interne au-devant de la malléole, l'injection se fera le plus souvent dans les veines superficielles du bras, dans la médiane céphalique, par simple ponction avec l'aiguille. Si les vaisseaux ne sont guère apparents, l'application préalable du bandage de la saignée les rendra plus visibles.

On fait élever l'entonnoir auquel est reliée l'aiguille, à 50 ou 80 centimètres au-dessus du plan du lit. Le liquide passe et l'on est averti de son passage par une sensation de thrill manifeste que perçoit le doigt, placé sur la veine à 1 centimètre en avant de la pointe du trocart.

Si les veines sont recouvertes d'un tissu adipeux trop épais, si l'opérateur se défie de la sûreté de sa main, il pourra recourir à l'incision préalable de la peau et à la dénudation de la veine, préconisée par MM. Tuffier et

---

[1] Sahli, *loc. cit.*

Dujarrier[1]. Il taillera sur celle-ci un petit lambeau en forme de V ou d'U, dont la base adhérente sera située du côté de la racine du membre, et, sans lâcher de la main gauche la pince qui tient ce lambeau veineux, il saisira de la main droite le trocart et l'introduira de 2 centimètres environ dans la veine et dans le sens du courant sanguin.

Il laissera auparavant écouler du tube quelques gouttes de liquide, pour chasser les dernières bulles d'air. Après l'opération, un léger pansement antiseptique et compressif peut suffire. Ligature et suture sont inutiles, car s'il veut faire une deuxième et une troisième injection, la même incision cutanée et la même plaie veineuse pourront servir, il aura soin seulement de pousser le trocart de plus en plus dans la veine dont un caillot obture l'extrémité.

Certains cliniciens font précéder l'injection d'une saignée, comme nous l'avons vu dans plusieurs de nos observations, moins peut-être dans le but de diminuer les toxiques du sang que d'en faire l'analyse des gaz et des acides.

Cependant la *saignée-transfusion* largement pratiquée (300 à 400 grammes), peut rendre des services dans le coma diabétique comme dans l'urémie, et M. Bosc[2] qui, le premier, l'a employée insiste sur ses avantages.

Quand on veut faire une injection sous-cutanée de sérum physiologique, la première indication est de choisir une région dont le tissu cellulaire soit très lâche et se laisse facilement distendre.

[1] Tuffier et Dujarrier, *loc. cit.*
[2] Bosc, *Gazette des hôpitaux*, 1896.

Le flanc, l'aisselle, la cuisse s'y prêtent très bien.

Quel que soit le point choisi, il sera aseptisé avec soin et nous croyons qu'avec ces précautions l'apparition de la gangrène et des phlegmons, si redoutée chez les diabétiques, n'aura jamais lieu.

L'appareil est le même ici que pour les injections intra-veineuses.

Il n'est pas indifférent de faire dans le coma diabétique des injections sous-cutanées ou intra-veineuses, au gré de l'opérateur, et nous croyons, avant de finir ce chapitre, qu'il est utile de rappeler les avantages et de poser les indications des unes et des autres.

Dans le coma diabétique, le malade court le danger d'une mort rapide et, ce que le médecin doit chercher, c'est de conjurer le péril le plus tôt possible, d'écarter les accidents immédiats. Or c'est ici que les avantages de la voie veineuse sont appréciables : facilité de l'absorption, rapidité, énergie et persistance des effets bienfaisants. Nous avons vu que, le plus souvent, dès le début de l'injection intra-vasculaire, le pouls du malade se relevait, sa tension artérielle augmentait, le cœur battait plus fort et plus régulier, la température montait, la dyspnée diminuait, bref c'était un retour à la vie qui semblait près de s'éteindre.

Qand l'amélioration est obtenue, quand les dangers les plus proches sont éloignés, le médecin peut alors compléter, par l'injection sous-cutanée, ce que la première a commencé. Il l'emploiera à la dose de 500 à 800 grammes, sans trop dépasser ce chiffre, car, s'il n'y a pas de limite à l'absorption intra-veineuse, le liquide injecté sous la peau n'est plus absorbé quand le sang est fortement hydraté.

CHAPITRE V

PRONOSTIC

Il nous reste maintenant à nous demander si l'application soignée des injections de sérum dans le coma diabétique peut faire baisser le chiffre de la mortalité dans cette maladie.

Dans ce travail, nous avons pu réunir 20 cas de coma diabétique traités par des injections; sur ces 20 cas, nous relevons 2 guérisons et 10 améliorations sensibles. Dans 6 de ces derniers, les malades ont repris leur sens et ont pu vivre pendant quelques heures d'une vie lucide. Le résultat est assez satisfaisant, si l'on songe au taux de la mortalité du coma diabétique avec les autres méthodes de traitement.

Certainement un grand nombre de cas sont encore condamnés à la mort, même avec les injections de sérum : la lecture de notre travail en rend facilement compte. Mais parmi ces cas fatals, beaucoup pourront présenter une amélioration de quelques heures, amélioration qui peut être de la plus grande utilité, si l'on songe qu'elle peut permettre à certains malades d'accomplir des actes sociaux d'une grande importance, leur permettre de tester par exemple.

En résumé, avec les injections de sérum, n'y aurait-il

que cinq guérisons sur cent, ce serait toujours cinq malades arrachés à une mort certaine. Et peut-être qu'avec une application plus rationnelle, plus hâtive de cette méthode de traitement, arrivera-t-on à faire baisser encore le chiffre de la mortalité du coma diabétique.

C'est à l'avenir à nous l'apprendre.

CHAPITRE VI

OBSERVATIONS

Dans ce chapitre, nous rapportons les observations de coma diabétique, traitées par les injections intra-veineuses et sous-cutanées de solution alcaline ou de sérum physiologique, que nous avons pu recueillir dans la littérature médicale française et étrangère. Nous omettons à dessein celles où le malade a reçu le bicarbonate de soude et le chlorure de sodium soit par la voie buccale, par la sonde œsophagienne ou en lavements.

OBSERVATION I

(Wolpe, *Archiv für experimentelle Pathologie und Pharmakologie*, Bd. XXI, p. 156.)

Femme âgée de vingt et un ans, d'une constitution délicate, mais bonne santé jusqu'au moment actuel (1884).

Depuis neuf mois, elle a remarqué que son poids diminuait, malgré un appétit normal ; en même temps, elle avait une soif qu'elle ne pouvait presque pas calmer. Elle consulta un médecin qui constata un diabète sucré.

A son admission à la clinique, le 3 février 1884, la malade paraît ort amaigrie.

L'exploration des organes internes ne révèle rien d'anormal, les poumons paraissent sains, la quantité d'urine est modérément augmentée.

> Leur poids spécifique : 1036 à 1040
> Leur teneur en sucre : 7,7 pour 100.

Elles ne contiennent pas d'albumine.

Réaction bien nette avec le perchlorure de fer et avec le réactif de Legal (nitro-prussiate de soude donnant une coloration pourpre en présence de l'acétone).

10 février. — Depuis trois jours, la malade est soumise à la diète carnée de Cantani et la supporte bien. Urines contiennent 5 pour 100 de sucre.

13 février. — Des troubles digestifs apparaissent et cèdent au calomel.

> Quantité des urines. . . . 1900 cm.c.
> Sucre . . . . 4 pour 100
> Ammoniaque. . . . . . 0,15 —
> Acide β-oxybutyrique. . . 0,50 —
> Acétone . . . . 0,24 —

14 février. — La malade qui, la veille, était encore très agitée, est affaissée ce matin.

> Quantité des urines. . . . 2000 cm.c.
> Sucre. . . . . 4 pour 100.
> Ammoniaque . . . . . 0,17 —
> Acide β-oxybutyrique. . . 0,14 —
> Acétone . . . . 0,21 —

15 février. — L'affaissement a encore augmenté. La malade ne répond pas lorsqu'on l'appelle.

Les mouvements respiratoires sont profonds, égaux et caractéristiques du coma diabétique.

24 respirations par minute.

Dans le courant de la nuit, la malade a émis 750 centimètres cubes d'urine à réaction acide et qui contiennent :

> Sucre . . . . 3 pour 100
> Ammoniaque. . . . . . 0,11 —

Acide β-oxybutyrique. . . . 1,25 —
Acétone . . . . 0,14 —

A 10 heures moins le quart du matin, on fait une injection rectale avec 200 grammes de solution de bicarbonate de soude à 3 pour 100. Il se produit quelque changement dans l'état de la malade.

A midi et quart, coma le plus profond, la respiration est plus superficielle, on en compte 20 par minute.

On se décide alors à injecter le bicarbonate de soude dans le courant sanguin. On fait dans ce but un bandage au bras gauche comme pour la saignée ; on dégage la veine médiane céphalique, on y fixe une canule et on injecte, pendant vingt minutes, un litre de solution de bicarbonate de soude à 3 pour 100, préalablement chauffée.

On avait recueilli auparavant de l'extrémité périphérique de la veine 31,1 centimètre cube de sang pour en analyser les gaz sous le mercure.

Après l'injection, le visage de la malade paraît un peu plus coloré ; le pouls, de très petit, devient plus fort et son intelligence est plus lucide.

La malade a quelques envies de vomir.

On fait le cathétérisme vésical à 1 h. 1/2, on retire 100 centimètres cubes d'urine à réaction acide et contenant :

Sucre . . . . 3 pour 100
Ammoniaque. 0,9   —
Acide β-oxybutyrique . . . 1,49 —
Acétone. . . . . 0,06 —

La malade ne se rétablit pourtant pas ; elle tombe de plus en plus dans le collapsus ; l'action du cœur devient irrégulière et la mort a lieu vers 5 heures du soir après un coma croissant.

L'urine recueillie dans les dernières heures a une réaction acide.

L'autopsie faite le lendemain a donné un résultat complètement négatif.

L'analyse des gaz du sang faite par M. Minkowski n'a donné qu'une teneur de 19,5 pour 100 d'acide carbonique dans le sang veineux, au lieu de 35 pour 100, chiffre moyen.

OBSERVATION II

(Hesse, *Berliner klin. Wochenschrift*, Bd, XIX, p. 379, 1888.)

X..., âgé de quarante-deux ans, malade depuis février 1887.

Il est admis au printemps suivant à l'hôpital ; il avait 6 pour 100 de sucre dans les urines et à son départ il en avait encore 3 pour 100.

A son retour, le 16 janvier 1888, on trouve un homme très amaigri avec infiltration des deux sommets, une langue sèche, une sensation très vive de faim et de soif. Pas de fièvre. Une forte odeur d'acétone environne le malade.

Les urines fortement acides ne contiennent pas d'albumine, leur quantité est égale à 6 litres par jour ; le poids spécifique de 1080. Sucre, 8,2 pour 100.

Le malade reçoit d'abord une nourriture très abondante, mixte et du vin. A partir du 19 janvier, c'est-à-dire trois jours après son admission, on lui donne de la viande, des œufs, 1 litre de lait, 100 grammes de pain de gluten, du vin rouge, de l'eau alcaline, etc.

Le 21 janvier, on trouve dans l'urine 4,1 pour 100 de sucre.

La proportion d'acétone, d'après une évaluation de Munk, égale 0,004 par kilogramme de poids du corps. L'acide acétyl acétique recherché au moyen du perchlorure de fer, n'a pas été trouvé ; on n'a pas pu mettre en évidence l'acide β-oxybutyrique.

Depuis le matin, le malade a une somnolence de plus en plus forte et l'après-midi, vers 5 heures, le coma est profond. A 6 heures j'ai fait dans la veine basilique droite, après en avoir tiré 50 centimètres cubes de sang, une injection de 250 grammes de solution de bicarbonate de soude à 4 pour 100.

Les premières heures qui suivirent n'ont amené aucune amélioration, mais peu à peu le coma s'est transformé en un sommeil tranquille dont le malade s'est réveillé vers minuit avec une lucidité d'esprit complète.

Il reconnaît de nouveau son entourage, demande souvent à boire et reste éveillé jusqu'à 4 heures du matin.

Dans la matinée du 22 janvier, il se sent bien, parle et répond très bien aux questions qu'on lui pose, déclarant entre autre que la veille il n'avait rien ressenti de l'injection.

Dans l'après-midi, la somnolence revient, on lui fait une injection sous-cutanée d'une solution de bicarbonate de soude à 4 pour 100 dans la cuisse gauche; il éprouve une vive douleur pendant toute l'injection qui est introduite très lentement. Le malade se sent bientôt un peu mieux.

Il passe éveillé toute la nuit suivante.

Le 23 janvier, abattement profond.

Dans la nuit du 24, la somnolence reparaît et aboutit rapidement au coma.

Avant que l'on ait pu faire les préparatifs d'une troisième injection, le malade succombait.

Dans le compte rendu de l'autopsie faite par le Dr Guttmann, voici ce qui est noté :

Le cerveau est humide, baigné de liquide.

Noyaux de caséification aux sommets des deux poumons.

Le pancréas est presque complètement dégénéré, ce n'est que vers la tête de l'organe que l'on trouve un noyau de parenchyme sain, gros comme un haricot.

Le canal pancréatique est fortement calcifié et présente des dilatations sinueuses.

Les autres organes que l'on ne nomme pas étaient sains.

OBSERVATION III

(Due à Hesse et rapportée par Sakellarius, in *Ueber coma diabeticum*, Freiburger Dissertation, 1888.

Catherine X..., quarante-huit ans, journalière, demeurant Fribourg, admise à l'hôpital le 19 avril 1887, y meurt le 25 du même mois avec ce diagnostic : diabète sucré, coma diabétique, rétrécissement mitral.

Antécédents. — Les parents de la malade sont morts de vieillesse à un âge très avancé Trois frères et sœurs bien portants. La malade a toujours eu une bonne santé dans son jeune âge.

Depuis trois ans, elle a remarqué que la soif était beaucoup plus vive, il lui fallait boire jusqu'à 4 litres d'eau par jour, urines très augmentées.

L'année précédente, elle a eu de l'œdème des deux jambes qui dura quatorze jours environ, puis d'abondantes sueurs. Quand l'œdème disparut, la malade constata que sa vue avait baissé. Elle a eu probablement aussi de la furonculose.

État actuel, 19 avril. — Pâleur intense. Amaigrissement très marqué. Réflexes patellaires supprimés. Cataracte des deux côtés.

La malade se plaint de somnolence, de fatigue, de soif. Rien aux poumons qu'un léger emphysème.

Au cœur, le premier bruit est éclatant à la pointe, il n'y a pas de souffle. L'abdomen est tendu et ballonné. Les urines sont de quantité moyenne, claires.

<pre>
Densité . . . . 1031.
Sucre . . . . 6,4 pour 100.
</pre>

Pas d'albumine et forte réaction au perchlorure de fer.

Le 23 avril, on donne à la malade du sel de Carlsbad, et comme régime, de la viande, des œufs, du fromage, 60 grammes de beurre et 40 grammes de pain.

24 avril. — Frisson, léger engourdissement, battements cardiaques rapides, le premier bruit accentué. Souffle présystolique court. Dans l'après-midi, la malade a de la somnolence et de la douleur à l'épigastre, la respiration est profonde et accélérée, les battements du cœur sont fréquents et irréguliers, 132 à la minute.

Pas d'odeur d'acétone.

Extrémités froides. A 4 heures, température, 36 degrés. Le soir à 7 heures, température, 35°5.

La malade est dans le coma complet, les urines sont très acides avec légère albuminurie. Densité, 1028.

Réaction intense au perchlorure de fer.

A 10 heures du soir, on fait une injection de 450 centimètres cubes de solution alcaline à 3 pour 100 dans les veines du bras gauche. Après l'injection, le pouls se relève mais ne tarde pas à redevenir aussi misérable qu'auparavant. Le sensorium ne semble pas amélioré.

On ordonne de l'éther et de la liqueur ammoniacale anisée.

A 1 heure du matin, température, 37 degrés.

Le 25 avril, au matin, température, 38 degrés; le pouls bat 114, un peu plus plein ; 28 respirations à la minute, profondes et bruyantes. Sueurs profuses. La malade est dans l'impossibilité d'avaler, la pupille est rétrécie, on entend au cœur un souffle présystolique marqué, aux poumons des râles ronflants.

Urines . . .	1000 centimètres cubes.
Densité . . .	1019

Albuminurie plus marquée. Forte réaction avec perchlorure de er.

A midi, température, 37°4.

A midi et demi, mort dans le coma.

Autopsie. — La dure-mère est lâche et molle, la pie-mère opalescente et infiltrée par points diffus, les ventricules latéraux sont dilatés et contiennent du liquide clair. Le troisième ventricule est également dilaté.

Sur le plancher du quatrième ventricule, on ne constate rien d'anormal. La consistance de la masse encéphalique est moyenne.

Poumons : On n'y trouve rien de remarquable, la muqueuse des grosses bronches est assez fortement injectée, les ganglions bronchiques sont pigmentés mais non caséeux. Les sommets sont sains.

Cœur : Il est nettement plus gros que le poing fermé du cadavre surtout dans sa moitié droite, l'orifice mitral ne donne accès qu'à un seul doigt. Oreillette droite dilatée. La valvule tricuspide est épaissie sur ses bords, il en est de même pour la valvule mitrale et pour les piliers correspondants. Les valvules aortiques sont fibreuses.

Dégénérescence graisseuse de tout le myocarde.

Poids du cœur, 300 grammes.

La rate est solidement maintenue par des adhérences périspléniques. Le côlon est très tendu. Le rein gauche est gros, sa capsule est adhérente, sa consistance assez forte, il en est de même pour le rein droit.

Foie : Consistance ferme.

Vessie distendue avec parois amincies et une muqueuse assez fortement injectée.

La muqueuse de l'estomac est pâle, on y trouve de petites ecchymoses. La muqueuse du vagin est décolorée, celle de l'utérus l'est un peu moins. Les ovaires sont gros comme des fèves et sans altération.

Baumann a analysé l'urine des 24 et 25 avril et trouvé que 100 centimètres cubes de l'urine du 24 au soir saturaient 19 centimètres cubes d'alcali déci-normal, et que 100 centimètres cubes de l'urine du 25, c'est-à-dire après l'injection de la solution alcaline, exigeaient, pour être neutralisés, 30 centimètres cubes de la même solution déci-normale.

On a pu extraire environ 10 grammes d'acide oxybutyrique impur de 1 litre et demi d'urine recueillie pendant ces deux jours.

OBSERVATION IV

(Ueber Coma diabeticum, Freiburger Dissertation, 1888.
Sakellarius.)

Elise X...., vingt-trois ans, admise à l'hôpital le 19 janvier 1888 avec le diagnostic clinique de diabète sucré, coma diabétique, phtisie pulmonaire, et le diagnostic anatomique de hyperhémie des poumons, ancienne pleurésie droite.

Antécédents. — La mère de la malade, qui souffrait d'un catarrhe depuis dix ans, est morte, il y a quatorze jours, de myocardite. Elle n'a jamais eu d'hémoptysies. Le père tousse depuis quelque temps. Une sœur, âgée de huit ans, est anémique et phtisique, une autre se porte bien.

La malade a eu la coqueluche dans l'enfance. Réglée à quinze ans régulièrement, sans douleur; il y a trois semaines, elle eut des troubles de la menstruation avec de la céphalalgie.

En novembre 1886, elle eut une maladie nerveuse qui dura jusqu'au printemps, et de la toux en même temps, avec des hémoptysies. Au printemps, le rétablissement fut complet et la toux se calma. Mais déjà bien auparavant, la malade souffrait d'une soif ardente, elle buvait par jour 4 à 5 litres de lait et un peu d'eau d'Ems. Après sa guérison, la soif cessa complètement.

Il y a quatre à cinq semaines, elle revint de plus en plus ardente, l'appétit est bon mais non augmenté.

A cause de la grande consommation d'eau qu'elle faisait, la malade ne pouvait pas prendre beaucoup d'aliments solides; en dernier lieu, elle buvait quinze choppes d'eau par jour, du petit lait et en plus du lait bourru.

Depuis ce temps, les urines sont abondantes (deux mictions dans la nuit); depuis trois semaines la malade éprouve une sensation de froid aux mains, depuis huit jours, une sensation de faiblesse et d'abattement avec constriction de la poitrine. Quelques palpitations cardiaques et un peu de céphalalgie ces derniers temps, petite toux sèche.

Pas de furoncles, ni de prurit.

Les selles étaient supprimées, on les rétablit au moyen de pilules suisses. Depuis quatre jours, une constipation opiniâtre est survenue sans cause connue, la malade est dans une grande surexcitation psychique à cause de la mort de sa mère.

La dernière période menstruelle, qui eut lieu il y a trois semaines, dura trois jours avec de vives douleurs abdominales, mais sans brûlures à la miction.

La malade dit avoir maigri depuis quatre semaines, et son poids a baissé de 101 livres il y a quatre ans à 96 livres 200.

Pas de troubles visuels ni sensitifs.

État actuel. — C'est une femme petite, au visage coloré, pesant

43 kilogrammes environ. La langue est chargée, la poitrine amaigrie par rapport aux extrémités qui sont assez bien nourries. Les fosses sus-claviculaires et les espaces intercostaux sont fort déprimés. Le thorax se soulève d'une façon symétrique, la respiration est peu accélérée et profonde.

Allures psychiques particulières de la malade et un peu d'engourdissement intellectuel.

Poumons : Au sommet droit expiration prolongée, râles sibilants pendant la toux.

Cœur : La pointe bat en dedans du mamelon, les bruits sont purs, le premier a une tonalité très élevée. Pouls 103.

Abdomen : Ballonnement, à la palpation dans la région de l'S iliaque, on sent une accumulation de matières stercorales. Matité hépatique normale. Pas de matité splénique.

Réflexes tendineux et cutanés conservés.

La sensibilité et la motilité sont intactes, aucun trouble visuel, sur la peau du dos, quelques pustules d'acné vulgaire.

Les urines sont d'un jaune clair, acides, d'une densité de 1027, présentent toutes les réactions du sucre dont elles contiennent 2,7 pour 100.

Réaction nette avec le perchlorure de fer.

Cyanose des extrémités, Température, 36°7.

On met la malade au régime et à la diète avec demi petit pain, on lui fait prendre une cuillerée à café de bicarbonate de soude et un lavement à l'huile de ricin.

20 janvier. — Température, 36°5 ; pouls 100 ; respiration 20.

La nuit a été assez bonne, la respiration est profonde et la peau reste livide. Légère selle. La malade est toujours à la même diète, sans sucre ni légumes ; on lui donne une potion à prendre en un jour.

Avec : Acétate de soude. . . . 40 grammes.
       Eau alcaline . . . . . 310 —
       Saccharine. 0,40
       Essence de citron . . . 10 —

Après avoir pris la potion, la malade a vomi ; un quart d'heure après, nouveau vomissement et, à 4 heures, elle vomit pour la troisième fois.

6 heures du soir. Quantité d'urines, 2 litres,

Poids spécifique, 1025.

Température, 37°1 ; Pouls, 124 ; respiration, 32.

Depuis 6 heures du soir, la malade se sent très mal, se plaint de sensation de piqûres à la poitrine. Elle est dans une grande prostration, avec battements du cœur rapides et respiration profondes. Le pouls est intermittent, on ne sent pas l'odeur de l'acétone, les réflexes tendineux sont toujours conservés et les urines réagissent avec le perchlorure de fer.

9 h. 3/4. — Plus de vomissements. La respiration est encore très profonde, le pouls à 104. Un peu d'obnubilation et de constriction à la poitrine.

Minuit. — Température, 35°7 ; pouls 114 ; respiration très profonde. La malade est très agitée, délire et se plaint beaucoup.

1 h. 3/4. — On lui injecte 300 grammes d'une solution contenant 0,6 pour 100 de chlorure de sodium et 3 pour 100 de carbonate de soude dans la veine médiane céphalique gauche et l'on fait un pansement à l'ouate et à l'iodoforme.

Le pouls et à 104.

2 h. 1/2 matin. — La malade se sent assez bien et boit beaucoup. Pouls 120 ; respiration 32.

21 janvier, 4 heures du matin. — Température, 35°9 ; pouls, 112 ; respiration 24. La malade vomit assez abondamment.

A 8 heures, température, 37°7. Elle se sent mieux qu'hier soir, elle est moins abattue. A 10 heures, température, 38 degrés.

La respiration est moins profonde, la cyanose s'affaiblit. Conservation des réflexes tendineux. La piqûre du bras gauche fait un peu souffrir la malade.

Midi. — Température, 37°2. Langue brunâtre, mais humide. Réaction avec le perchlorure de fer. Urines acides contenant 0,88 pour 100 d'acide. Le sommeil est agité.

2 heures. — Température, 37°1 ; pouls, 124 ; respiration, 36.

La malade se plaint d'étourdissements, de froid, de constriction à la poitrine, de soif ardente ; elle est plus somnolente que vers

6 heures du matin. La cyanose est assez marquée, la respiration bruyante, le pouls petit, facile à interrompre, il y a en même temps une légère odeur d'acétone. On ordonne des lavements ricinés.

Présentation clinique. — Respiration ample. Allures somnolentes, soif vive, pouls faible et fréquent 128. Température, 38. Cyanose. Urines abondantes ne donnant pas la réaction du sucre, d'où l'on fait le diagnostic de coma diabétique.

6 heures soir. — Quantité des urines, 3800; densité, 1020; température, 37°2; pouls, 122; respiration, 36. Après un lavement riciné, pas de selle.

La malade est très somnolente et ne répond que très lentement et à contre cœur. Respiration assez profonde et sourde. Pouls fréquent et petit. Réflexes tendineux conservés. Au poumon droit on entend quelques ronchus. Pas d'albumine dans les urines. On ordonne un lavement glycériné.

7 heures soir. — Pouls, 124; respiration, 25. La malade est agitée, le pouls assez petit; l'urine acide réagit avec le perchlorure de fer.

8 h. 1/2. — On fait à la malade une deuxième injection intra-veineuse de 1 litre d'eau, contenant comme la première fois 3 pour 100 de bicarbonate de soude et 0,6 pour 100 de chlorure de sodium. La malade vomit deux fois, son pouls se ralentit.

9 h. 1/4. — Pouls est à 127 et plus fort, la respiration plus lente (24 à la minute) et particulière. On observe une inspiration profonde qui alterne avec une autre plus superficielle. Sensorium plus libre.

9 h. 3/4. — Pouls, 128, un peu plus petit; respiration, 24.

La malade ne répond pas aux questions, elle paraît pourtant les comprendre puisqu'elle ouvre les yeux et tire la langue quand on le lui demande.

L'urine émise après l'injection est acide et donne la réaction de l'acétone. Densité, 1012. Pas d'albumine.

10 h. 1/2. — Pouls 140. Malade plus agitée, la respiration n'est pas très gênée et a le même type qu'à 9 h. 3/4, c'est-à-dire que deux inspirations faibles en précèdent une profonde.

La malade ne répond pas aux questions, les yeux sont moins ouverts, mais les pupilles réagissent.

Le pouls est très petit.

Mort à 11 h. 1/2, sans phénomène particulier. Température rectale, 40 degrés et deux heures après à l'aisselle 37°6.

OBSERVATION V

(Germar, *Intravenöse Infusionen alkalinischen Lösungen in Coma diabeticum*, Ienaer Dissertation, 1889.)

Franz X...., vingt-trois ans, tisserand, admis dans la clinique médicale d'Iéna, le 4 octobre 1886.

Antécédents. — Son père est sain, sa mère est morte il y a six ans de maladie inconnue. Un frère et une sœur en vie. La sœur est si faible dès sa naissance qu'elle ne peut marcher, le frère est bien portant.

Le malade a eu la rougeole dans son enfance et une bonne santé jusqu'à l'été de 1885. A ce moment il remarqua qu'il maigrissait de plus en plus, et, malgré un travail modéré, il se sentait toujours très fatigué et abattu.

Depuis l'hiver 1885-86, il constata une augmentation notable de l'excrétion urinaire et une sensation de soif. L'appétit restait toujours bon.

Pas d'antécédents alcooliques ni syphilitiques.

Etat actuel, 4 octobre 1886. — C'est un homme de taille moyenne, pâle et très amaigri, au squelette grêle. Il a la peau et les muqueuses desséchées, le visage est livide, la température normale. Poids 44 kg. 500. Pas de cyanose, ni ictère, ni œdèmes.

L'épuisement est général, profond, avec sensation vive de faim et de soif. Il ressent un goût sucré dans la bouche et l'haleine a une forte odeur d'acétone. Les urines sont augmentées, l'appétit sexuel diminué. La langue est sèche non chargée.

Les ganglions sous-maxillaires sont hypertrophiés, mais non douloureux. La respiration se fait suivant le type costo-abdominal et le thorax est facilement dépressible.

Les poumons et le cœur sont normaux, l'expiration est cependant un peu prolongée aux sommets.

Les artères sont molles et non sinueuses La tension du pouls dépasse la moyenne, 96 pulsations régulières à la minute.

L'abdomen, le foie, la rate, l'estomac, les intestins sont normaux.

Les urines très claires, acides et d'un jaune verdâtre dépassent 4 litres par jour. Densité 1020; sucre, 6.5 pour 100. On supprime au malade tous les hydrates de carbone, ne lui laissant que la diète carnée et les graisses et ce régime est suivi du 6 octobre 1886 au 5 février 1887.

Pendant toute sa durée, il y a eu constamment acétonurie et diacéturie qui ont disparu aussitôt qu'on a rétabli les hydrocarbures dans l'alimentation, l'état général du malade est resté bon, il y a même eu une augmentation de poids de 18 livres.

On a fait de temps en temps de la galvanisation de la moelle et du cerveau.

Le processus ultérieur a été ce que l'on constate ordinairement. Le malade est allé peu à peu en déclinant, il se sent abattu, sans force et sa vision diminue.

Dans le courant de février, il se plaint de gêne respiratoire, on constate que la respiration est plus fréquente que d'habitude, trente par minute, le pouls est un peu accéléré. Des étourdissements, de la céphalalgie aux deux tempes surviennent le matin au réveil, une forte odeur d'acétone se fait sentir. Tout indique le début du coma.

L'analyse du sang accuse une diminution marquée de l'alcalinité.

11 février. — La dyspnée diminue pour reparaître très forte la nuit suivante. L'abattement et l'anorexie persistent.

12 février. — Le malade tombe dans le coma durant l'aprèsmidi, les inspirations sont très profondes, le pouls notablement accéléré bat 120 à la minute.

Les pupilles réagissent. On ordonne 5 grammes de bicarbonate de soude et 2 grammes de bromure de sodium.

Le soir, le malade répond quand on l'appelle, mais à voix presque imperceptible, il reçoit un lavement de 1 litre de bicarbonate de soude à 1 pour 100.

Dans la nuit, il a avalé à peu près 10 grammes de bicarbonate de soude en solution et gardé un lavement de 5 grammes dans 200 grammes d'eau.

Le coma persiste avec tous ses symptômes.

13 février. — Son état empirant, on lui fait à 10 heures du matin une injection stérilisée et filtrée d'une solution de bicarbonate de soude à 3 pour 100 et à la température du corps.

Au moyen d'un irrigateur, on fait pénétrer dans la veine médiane céphalique gauche environ 550 centimètres cubes de la solution dans l'espace d'une demi-heure.

Quand 200 centimètres cubes de liquide ont été introduits, le pouls devient plus plein et moins rapide (105), la respiration moins pénible. A la fin de l'injection, le malade réagit quand on l'appelle; il peut même répondre assez clairement quoique à contre-cœur, enfin il se soulève dans son lit.

Pour calmer sa soif, on lui donne à boire du bicarbonate de soude en solution, environ 10 grammes jusqu'à midi avec un peu de lait et d'eau de riz.

Vers 1 h. 3/4, le pouls et la respiration vont tout à coup en s'accélérant, les extrémités se refroidissent et peu à peu la respiration s'arrête complètement.

A l'autopsie, on trouve un crâne ovale, symétrique, d'une épaisseur moyenne avec les sutures nettes et peu de diploé, des tubercules de Pacchioni le long de la suture bi-pariétale.

La dure-mère de la base du crâne est pâle et unie, l'arachnoïde et la pie-mère sont molles, surtout le long de la scissure de Sylvius, cette dernière est anémiée et se laisse détacher facilement des circonvolutions.

Dans les vaisseaux, le sang est liquide et décoloré, on trouve cependant çà et là quelques pâles caillots.

Les artères de la base sont molles et élastiques, la substance des deux hémisphères cérébraux est normale et l'épendyme du 4ᵉ ventricule est tendre.

Les hémisphères cérébelleux sont blafards, de consistance

moyenne, le noyau dentelé est très net, la corne d'Ammon et l'amygdale des deux côtés sont très pâles. Les lobules optiques ont un volume moyen et une couleur blanche.

La capsule surrénale gauche est petite, son écorce jaunâtre et son centre blanc grisâtre.

Le rein gauche est de volume moyen, sa surface est polie, d'un rouge brun uniforme et sa consistance est ordinaire. La substance corticale est jaune clair, les rayons médullaires sont très marqués et les corpuscules de Malpighi très visibles. La substance médullaire est rouge à la périphérie, claire vers les papilles. La capsule se laisse facilement détacher de l'organe. La muqueuse des calices, du bassinet et de l'uretère est pâle et unie.

La capsule surrénale droite et le rein droit ressemblent à ceux du côté gauche.

<h3 style="text-align:center">OBSERVATION VI</h3>

Trüje, *Archiv für exp. Path. und Pharm.*, Bd. XXVI.

Malade âgée de vingt-huit ans. Diabétique depuis quatre ans, traité par la diète de Cantani et le régime lacté. Il tombe dans le coma dix mois après.

Le 17 février 1887, à 8 heures du matin, on lui fait une injection intra-veineuse de 80 grammes d'une solution de bicarbonate de soude à 6 pour 100.

Cette injection a été suivie d'une amélioration passagère, le pouls d'irrégulier est devenu régulier, la respiration moins profonde et moins rapide. Le malade a ouvert les yeux et a prononcé quelques mots incohérents.

Néanmoins, il s'est produit une aggravation bientôt après et la mort s'en est suivie vers 1 h. 30 de l'après-midi.

Pas d'autopsie.

Observation VII (résumée).

Heinze, *Ein Beitrag zur Behandlung des Diabeteshcen Comas mit Alkalien*, Erlanger Dissertation, 1887.

Il s'agissait dans ce cas d'un adulte diabétique depuis un an et qui était dans le coma depuis quelques jours. A 9 heures du matin on lui fit une première injection sous-cutanée d'une solution contenant 6 grammes de bicarbonate de soude ; l'état s'aggravant, on recommença à 6 heures du soir une nouvelle injection avec 14 grammes de sel sodique, soit en tout 20 grammes. Après une légère amélioration, le malade mourut.

Observation VIII (résumée).

Frédérik Taylor, *Guy's hospital Reports*, vol. XIX, p. 521. 1873.

S. B..., âgée de vingt-deux ans. Elle entre dans le service le 27 février. La malade a la profession d'emballeuse de journaux. Enfant, elle a eu la rougeole, la petite vérole et la coqueluche ; mère d'un garçon, né à six mois. Elle n'a eu depuis, ses règles, qu'une seule fois et trois mois après ses couches.

En octobre dernier, elle souffrit d'un malaise général mal défini. Il y a deux mois, les mictions devinrent plus abondantes et l'amaigrissement considérable. La peau est sèche, la langue blanche, la soif vive. L'appétit reste bon : constipation et ballonnement du ventre.

Aucune lésion du cœur ou des poumons.

Les mictions sont toujours abondantes, les urines pâles et acides, 1040 comme densité. Elles contiennent un peu d'albumine et beaucoup de sucre.

Le pouls bat 82, plein et dépressible.

16 respirations à la minute.

Le lendemain de son entrée, on la met au régime habituel des diabétiques.

2 mars. — Insomnie pendant la nuit : faiblesse. Langue sale au centre, rouge et sèche sur les bords. Soif vive. Constipation. Pouls, 112 ; respiration, 24.

3 mars. — Selles après un lavement. Soif moins vive et moins de sucre dans l'urine. Pouls, 96 ; respiration, 18.

4 mars. — Meilleur état au matin, mais le soir un peu de torpeur. La malade ne répond que par monosyllabes et ne prend aucun intérêt à ce qui l'environne.

5 mars. — La torpeur diminue, les mictions sont plus abon - dantes. La quantité de sucre est plus considérable.

6 mars. — Pouls à 232 et faible. Commencement du délire. On applique des cataplasmes chauds sur le ventre sans aucun effet. La malade reste couchée, les yeux clos, les pupilles dilatées et ne ré- pond plus. La respiration est faible et entre-coupée de plaintes.

On fait une application d'huile de croton, mais l'état général continue à s'aggraver.

A 1 h. 30, sur l'avis du Dr Hilton Fagge, on se propose de re- courir aux injections salées, et l'on infuse dans l'une des veines du bras gauche 1030 grammes d'une solution de phosphate de soude et de chlorure de sodium. L'opération dure trente-trois minutes.

Avant l'injection, la malade était froide. Température axillaire, 95°2 Fahrenheit Le pouls était à peine perceptible, 116 à la minute.

Cinq minutes après le début de l'injection, on n'avait encore fait passer que 9 onces (l'once équivaut à environ 28 grammes), le pouls devenait plus fort, mais s'élevait à 144 pulsations.

Après huit minutes et demie, les lèvres ce colorèrent et au même moment la malade put parler et demander du thé.

Au bout de onze minutes, température axillaire 96°7 Fahrenheit.

Au bout de vingt et une minutes, les joues étaient franchement colorées et chaudes ; pouls à 140.

Après vingt-cinq minutes, température 96°3 Fahrenheit. La ma- lade était de nouveau agitée et criait. On s'arrêta après une injec- tion de 30 onces (880 grammes environ) pour recommencer après.

A 5 heures du soir, c'est-à-dire quatre heures environ après la fin de l'opération, la température marquait 96°4 Fahrenheit.

Morte à 5 h. 40.

Autopsie le 7 mars. — On constate une vascularisation intense de la substance cérébrale. Les autres organes étaient sains, sauf les reins, dont les cellules épithéliales des tubes contournés étaient opaques et les noyaux obscurcis par des granulations et des globules de dimensions variées.

OBSERVATION IX (résumée).

Fréd. Taylor et James Goddhart, *Guy's hospital Reports,*
v. XXII, p. 420, 1877.

Fréd. P..., âgé de quinze ans. Entré le 18 septembre 1876 à l'hôpital. Pas d'antécédents héréditaires.

Diabétique depuis cinq semaines; il tombe dans le coma le 21 septembre. On lui fait dans la soirée une injection intra-veineuse à droite de 30 onces d'une solution de chlorure de sodium et de phosphate de soude. Amélioration légère et mort le 22 à 9 heures du matin.

A l'autopsie, on trouve dans la substance nerveuse blanche et grise du cerveau des granulations ovales, décrites pour de la dégénérescence miliaire.

Les reins et les autres organes, sauf le cerveau, n'ont pas été examinés.

OBSERVATION X (résumée).

(Frédérik Taylor, *Guy's hospital Reports*, v. XXV,
p. 174, 1880-1881.)

Annie E..., trente-cinq ans, diabétique depuis deux ans et demi.

Pas de traitement antérieur. Entre à l'hôpital de Guy en février 1875; elle est soumise aussitôt au régime diabétique. Bonne santé apparente.

Environ trois mois après, le 19 mai 1875, à 2 heures après midi, elle tombe subitement dans le coma.

On trouve de l'albumine dans les urines.

Mouvements réflexes dans les muscles des lèvres. On lui fait une injection salée de Barnes[1] à 4 heures, de 1 pinte (la pinte égale environ 560 grammes). A 8 heures, seconde pinte.

Morte à 9 h. 45 du soir sans avoir repris connaissance.

L'autopsie a été faite par le Dr Fagge. On trouve à la base droite de la gangrène pulmonaire, le sang est très visqueux, ressemble à un mélange de miel et de pus d'une coloration lilas ou légèrement pourpre.

Les reins sont altérés, les pyramides ont disparu. Calices dilatés.

OBSERVATION XI (résumée).

Fréderik Taylor, *Guy's hospital Reports*, v. XXV.

Georges K..., dix-huit ans. Entre à l'hôpital le 26 mai 1875, présentant tous les symptômes du diabète.

Le 28 mai il tombe dans le coma.

Le 30, on fait une injection à 10 heures du matin de 10 onces de la solution de Barnes ; à 10 h. 50 on injecte 17 onces, et à 6 heures du soir 20 onces (soit environ 1316 grammes) dans la journée.

Le malade n'en a pas éprouvé une grande amélioration ; il est mort à 10 h. 30 du soir, sans avoir repris connaissance.

L'autopsie faite par le Dr Goddhart a démontré une congestion de de tous les organes qui n'avaient pas d'autre lésion.

[1] L'injection salée de Barnes se compose de :

Chlorure de potassium.	3 drachmes
Phosphate de soude.	6 grains
Carbonate de soude.	15 —
Chlorure de potassium. . . .	12 —
Eau.	2 pintes

Le drachme = 3 gr. 8 ; le grain = 0 gr. 064.

Observation XII (resumée).

(Fréd. Taylor, *Guy's hospital Reports*,
v. XXV, p. 184.)

Daniel D..., vingt-cinq ans, entre à l'hôpital le 2 août 1876.

Diabète depuis quatre ans. Il est en même temps anémique, tousse depuis longtemps et vomit tout ce qu'il prend.

Le 4 août, sub-coma avec respiration profonde, extrémités froides, constipation opiniâtre.

Pouls, 114. Respiration 28. Convulsions epileptiformes.

A minuit et demi, on fait une injection de 32 onces d'eau salée (solution de Barnes) et l'amélioration apparaît, le pouls devient plus fort, la respiration moins rapide. La mort survient à 4 h. 30 du matin.

Autopsie.— Les poumons sont congestionnés. Au sommet droit on trouve une vieille lésion de phtisie et un épanchement pleurétique du même côté.

Les reins sont hypertrophiés et congestionnés, ils pèsent ensemble 19 onces (près de 550 grammes).

Observation XIII

(Hilton Fagge, *Guy's hospital Reports*, v. XIX, p. 172
année 1873.)

James M..., âgé de trente-huit ans, entre dans le service du D' Hilton Fagge, à Stephen-House, le 15 février 1873.

Le malade est resté marié pendant trois ans et a eu un enfant.

En juillet 1872, il remarqua qu'il urinait beaucoup et que sa soif augmentait; ces symptômes ont existé jusqu'à son entrée à l'hôpital et se sont augmentés d'une faiblesse générale dès septembre 1872. En décembre suivant, il tomba malade et garda la chambre pendant une semaine. Il revint ensuite à son état normal et put continuer son travail jusqu'au 3 février 1873. A cette époque, la fatigue reparut, l'obligeant à garder la chambre. Il perdit l'appétit, délira dans la nuit du 13 février et vomit. Pas de convulsions.

Depuis plusieurs mois, les selles sont irrégulières, constipation durant quelquefois huit jours. Jamais de toux, mais faiblesse prononcée. Il n'a jamais été soigné que par un herboriste.

14 février, 3 heures. — A son entrée, le malade est dans le coma, les yeux sont tournés en haut, les paupières demi closes, les pupilles égales, le pouls à peine perceptible. Le corps et les membres sont froids, la respiration est lente et pénible. Il ne répond pas aux questions.

A un examen du sang, on trouve les globules blancs en abondance.

Quantité d'urine, 1030 grammes.

Sucre en abondance.

Albumine, traces.

3 h. 1/2. — Comme traitement, on lui donne de l'alcool étendu d'eau, on applique des sinapismes aux jambes. A peine si le malade peut avaler.

4 h. 45. — En présence de M. Hilton-Fagge, le Dr Frank Turner, chirurgien de l'hôpital, injecte dans la médiane céphalique droite 26 onces de la solution de phosphate de soude et de chlorure de sodium sans faire aucune anesthésie au chloroforme.

Pendant l'opération, on voit couler quelques gouttes de sang noir, mais aucune réaction sensible n'apparaît.

6 heures. — Le pouls est plus fort, la respiration moins pénible.

9 h. 30. — Le malade s'asseoit dans son lit et prend ses remèdes, il tient lui-même le verre dans ses mains. Il a toute sa connaissance et répond bien aux questions. On supprime l'alcool.

11 h. 1/4. — Même état, on lui donne du vin, de l'eau, des œufs et des lavements glycérinés.

Pouls 78. Respiration 26.

15 février, 1 h. du matin. — Le malade avale sans difficulté tout ce qu'on lui présente.

Pouls 80. Respiration 26.

4 h. 1/4. — Pouls 108. Respiration 28.

10 heures matin. — Pas de selle. Urines 1021 grammes, contiennent toujours du sucre et un peu d'albumine. Même état.

2 heures après-midi. — On ordonne de l'opium. Le pouls et la respiration ne se sont pas modifiés, le malade dort tranquillement et se réveille de temps en temps. Il prend tout ce qu'on lui donne et le demande même quelquefois. Les pupilles sont contractées par l'effet de l'opium. La langue est humide, il ne la tire plus aussi facilement que précédemment.

Depuis une heure, il a émis 1020 grammes d'urine qui présentent les mêmes réactions qu'auparavant.

16 février. — Le malade est dans une torpeur d'où on peut le tirer en l'appelant très fort.

La langue est sèche. On lui fait boire 1/4 de pinte de thé. Pupilles contractées.

3 h. 50 du matin. — La respiration est embarrassée, la mort survient subitement.

Le garde dit n'avoir remarqué de changements dans l'état du malade que deux minutes avant sa mort.

Autopsie. — Corps amaigri. Poids du cerveau 50 onces, rien d'anormal en apparence. Un peu de liquide dans les ventricules.

Poumons sains, laissent échapper un peu de liquide à la section. Poids du cœur, 11 onces et demie. Caillots habituels dans les ventricules. Le foie pèse 68 onces, il est normal en apparence. La rate est saine. Les reins pèsent 15 onces, leur capsule est épaissie, mais on ne trouve pas de lésion dans leur structure.

OBSERVATION XIV

(Dickinson, *Transactions of the clinical Society of London*, vol. XXIII, 1889.)

Isabelle D..., vingt-cinq ans, vient se faire soigner à l'hôpital Saint-Georges pour un diabète caractérisé par une soif vive et un amaigrissement profond dont elle souffre depuis deux ans. Sa mère et sa sœur sont mortes, dit-elle, de la même maladie.

A son entrée le 10 juillet, la malade était faible et avait les traits tirés, la langue rouge et sèche, l'odeur d'acétone dans l'haleine dont nous trouvâmes la présence dans l'urine aussi par sa réaction caractéristique.

Quantité d'urine . . . . 7000 grammes
Sucre . . . . 700 —
Urée . . . . 63 —

La malade, qui n'avait jamais suivi de régime sévère, fut soumise à celui des diabétiques, c'est-à-dire qu'on remplaça le pain ordinaire par le pain de gluten, qu'on lui supprima les matières grasses et sucrées en lui laissant l'eau alcaline à volonté.

15 juillet. — On remarqua à 7 heures du matin que la malade répondait mal aux questions qu'on lui posait et qu'elle était dans un état demi-comateux. En prévision de cet état, on avait préparé une solution salée analogue à celle qui est employée dans le choléra et qui contenait par pinte (560 grammes environ).

Chlorure de sodium . . . . . 50 grains
— de potassium . . . 3 —
Sulfate de soude . . . . . 25 —
Bicarbonate de soude . . . . 25 —
Phosphate de soude . . . . 2 —

Sur ma recommandation, en cas d'accident possible, on vint me chercher et j'arrivai à l'hôpital à 8 h. 45.

Je trouvai la malade en plein coma dont on pouvait la tirer par instant, mais sans jamais obtenir de paroles intelligibles.

La respiration était profonde et rapide; le pouls bon, battait cent huit fois par minute, l'haleine répandait une forte odeur d'acétone.

Le Dr Le Cronier, chirurgien de l'hôpital, se mit en devoir d'injecter l'eau salée dans la veine médiane basilique du bras droit. Avec une seringue en verre ordinaire, on mit environ une heure et demie pour injecter une quantité de liquide égale à 100 onces (2068 gr. environ).

Soit pendant, soit après l'opération, la malade resta complètement insensible. On ne constata aucune modification du pouls ni de l'état général, rien à noter ni en bien ni en mal qui en vaille la peine, de telle sorte que, devant cet insuccès, on ne tenta pas une deuxième injection.

Je quittai l'hôpital, considérant ce cas comme désespéré. A mon retour vers 1 h. 30 de l'après-midi, je fus surpris d'apprendre, qu'à peine parti, la malade avait repris connaissance.

Dix minutes après l'opération, elle se tourna dans son lit, ouvrit les yeux, s'assit à moitié en se plaignant de crampes dans les doigts, reconnut son mari et son enfant, leur parla d'une façon sensée et put boire comme tout le monde.

Ce retour à la connaissance dura trente-cinq minutes, puis le coma revint, mais moins profond que précédemment. Je la trouvai éveillée et sensible avec des intervalles de torpeur passagère. La respiration était plus tranquille, le pouls faible comptait 135 pulsations. Elle allait à la selle et urinait volontairement. On put recueillir 660 centimètres cubes d'urine d'une densité de 1010, contenant 1 gr. 7 de sucre pour 100 et des traces d'albumine.

Pour maintenir l'hydratation, on ordonna de l'eau alcaline à volonté, elle la prit d'abord sans difficulté et demanda même à boire, mais bientôt elle refusa toute boisson.

16 juillet. — Dans la nuit du 15 au 16, elle retomba dans un demi-coma, moins complet que celui des jours précédents, si bien qu'on pouvait facilement la faire boire.

A 11 h. 1/2 du matin, comme le coma augmentait toujours, on décida une nouvelle injection et, avec l'aide de mon collègue, le Dr Turner, j'introduisis une canule dans la saphène interne de la jambe droite, pour ne pas faire usage une deuxième fois des veines du bras droit.

On eut recours au chloroforme afin d'empêcher les mouvements involontaires de la malade, on adapta à la canule un tube muni d'un entonnoir, et, sous une pression de 5 pieds 6 pouces, on injecta une solution identique à la première employée.

Pendant l'opération, l'aspect de la malade se modifia rapidement, les traits devinrent moins tirés, le facies plus rosé. Les veines de la périphérie, invisibles avant l'opération, devinrent saillantes, la face se congestionna, les oreilles prirent une teinte bleuâtre.

La respiration resta normale et le pouls augmenta de force.

Quand les veines devinrent complètement saillantes, on cessa l'opération, aucun phénomène particulier ne nous ayant indiqué de nous arrêter plus tôt.

Le résultat obtenu antérieurement sembla se confirmer. J'espérais, mais en vain, un retour à la connaissance, je pensai alors que le chloroforme, quoique donné en petite quantité, pouvait en être la cause.

L'injection ne produisit donc aucun résultat visible, elle avait duré trente-cinq minutes pendant lesquelles 350 onces (environ 9800 gr.) de liquide avaient été infusés.

Après l'opération, la malade eut un ou deux vomissements, causés sans doute par le chloroforme.

Pendant quelque temps, la respiration fut embarrassée, mais au bout de trois quarts d'heure de coma, la malade reprit complètement ses sens et resta ainsi jusqu'au soir.

Durant les quatre heures qui suivirent l'opération, on put recueillir 704 centimètres cubes d'urine. Un de mes élèves, M. Grath, trouva :

Densité	1012 degrés
Sucre	1.8 pour 100
Urée.	13 —
Albumine	traces.

A 9 h. 1/2 du soir la malade était assoupie mais répondait encore, les veines n'étaient plus turgescentes, on comptait 32 respirations par minute, prolongées mais non embarrassées, pouls faible à 140. Quelques traces d'œdème autour des malléoles qui n'existaient pas précédemment.

Durant la nuit elle resta sensible mais agitée, eut un peu de diarrhée.

17 juillet, 9 h. 45 matin. — La malade est tranquille et somnolente, la face un peu congestionnée et bouffie, les lèvres bleues sans turgidité veineuse. La peau est moins sèche et d'apparence

normale, pas de transpiration anormale. L'œdème pré-tibial persiste. Les battements du cœur sont faibles, on n'entend aucun souffle ni au cœur ni dans les vaisseaux. Les poumons sonnent bien dans leur plus grande étendue mais à leur base, du côté gauche surtout, on trouve un peu de submatité et de la respiration tubaire. Respiration 34. Pouls 136. L'odeur d'acétone persiste quoique plus faible. 4 heures du soir. la malade cesse de boire, quoique consciente et répond qu'elle ne peut pas, quand on lui présente le verre.

17 juillet, 8 heures soir. — Coma presque complet qui dure jusqu'à 4 heures du matin. A ce moment la malade mourut. M. Ogle, qui avait vu la malade à 10 heures du soir, avait trouvé le pouls assez bon, de telle sorte qu'il attribue la mort plutôt au coma qu'à une défaillance cardiaque. Entre 9 heures du matin du 15 et 5 heures du soir du 16 juillet, c'est à-dire en trente-deux heures, on avait donc injecté dans les veines de la malade environ 12 litres et demi de liquide. Il était intéressant de savoir quelles variations de poids avaient pu se produire.

La malade le 11 juillet pesait 5 st. 11 1/2 Lbs[1]. Neuf heures et demi après la mort, le poids était de 6 st. 9 Lbs[2]. Cette augmentation ne pouvait être attribuée qu'aux injections.

L'autopsie fut faite trente-quatre heures après la mort et en ma présence, par le Dr Veale.

Les veines périphériques, spécialement celles du cou, des épaules, des bras et des cuisses étaient fortement injectées et la stase sanguine y était plus considérable que d'habitude.

L'œdème n'existait qu'autour des malléoles.

Les cavités séreuses furent examinées avec soin et le liquide recueilli au moyen d'une seringue.

Le péritoine contenait 18 onces de liquide citrin, le péricarde 10 onces de liquide sanguinolent et les plèvres 12 onces du même liquide.

[1] Environ 36 kg. 733.
    Le stone . . . . 6 kg. 350.
    La livre (Lbs) . . . . . . 0 kg. 453.
[2] Environ 42 kg. 177.

L'aorte et les cavités du cœur étaient remplis de sang, les valvules étaient frêles, les deux ventricules mous et flasques. Dans le ventricule droit, on trouva des caillots de fibrine, en partie décolorés, longs de 3 pouces et gros comme un crayon. Le ventricule gauche n'en contenait pas. Le cœur pesait 7 onces et en le voyant on était amené à croire que l'asthénie cardiaque avait dû jouer un rôle dans le mécanisme de la mort.

Les lobes pulmonaires étaient fermes, presque dépourvus d'air, mais gorgés de sang avec des points hémorragiques à leur périphérie.

On se trouvait en présence d'une congestion d'origine cardiaque.

L'estomac et l'intestin étaient distendus par des gaz sans autre altération.

Le foie pesait 1 kg. 812, les lobules étaient visibles mais pâles, les espaces interlobulaires congestionnés.

La rate pesait 8 onces, elle était ferme, noirâtre et remplie de sang.

Les reins étaient comme la rate gorgés de sang, les capsules adhérentes, les pyramides rouges. Les deux reins de poids égal pesaient environ 14 onces.

Le cerveau apparaissait très congestionné avec injection des artères de la pie-mère, la substance grise était sombre et des points hémorragiques nombreux étaient disséminés dans la substance blanche. Il n'y avait pas de liquide dans l'arachnoïde, mais les ventricules contenaient environ 1 once et demie de liquide rougeâtre.

En somme, ce qui frappait dans cette autopsie, c'était une congestion intense de tous les organes, des poumons et du cerveau surtout.

OBSERVATION XV

(Chadbourne, *Boston medical and surgical Journal*, t. I. p. 623, 1890.)

T. C..., âgé de trente et un ans, célibataire, exerçant la profession de cordonnier, né à Boston qu'il a toujours habité. Pas d'antécédents héréditaires ni personnels. On ne trouve qu'une maladie pulmonaire survenue il y a quatre ans. Pas de maladie vénérienne.

Pendant ces cinq dernières semaines, le malade a eu une constipation modérée et des coliques au niveau de l'ombilic. toujours soulagées par quelques selles que le malade provoquait au moyen de pilules purgatives.

Depuis deux semaines il a ressenti une soif vive et de la sécheresse de la gorge, mictions fréquentes le jour et la nuit, urines claires comme de l'eau.

Quelques jours avant son entrée à l'hôpital des Massachusetts, il remarqua que la quantité des urines variait entre cinq et six quarts en vingt-quatre heures.

Depuis dix jours, perte du sommeil, de l'appétit et faiblesse progressive.

En quatre semaines il a maigri de 4 kilogrammes.

Il a travaillé jusqu'à la veille de son entrée et n'a jamais consulté le médecin.

Etat actuel, 15 avril 1889. — Malade assez bien musclé, d'un embonpoint modéré, facies pâle, peau humide et froide, pouls régulier plutôt en hypertension, langue rouge sombre, propre, sèche et fissurée; odeur d'acétone dans l'haleine, pupilles normales, réflexes rotuliens exagérés. Dans le deuxième espace intercostal droit, le second bruit du cœur est légèrement exagéré sans qu'on trouve rien au niveau du thorax ou de l'abdomen.

Pas de prurit. Mentalité bonne.

L'urine à l'entrée est pâle et acide,

> Densité 1026
> Sucre . . . . 5 pour 100.

Un peu d'albumine. Sédiments. Cylindres hyalins de petit et moyen volume.

Le Dr Shattuch qui examine le malade le laisse au régime ordinaire jusqu'à ce qu'on puisse avoir la quantité d'urines émises en vingt-quatre heures.

16 avril. — La nuit passée, le malade a eu un assez bon som-

meil grâce à une potion au bromure qu'on lui avait ordonnée. Ce matin, il est beaucoup plus faible et souffre de plus en plus. Anorexie. Esprit lucide. Perte d'un peu d'urine avec les selles.

On institue strictement le régime habituel des diabétiques.

Dans l'après-midi, le sommeil envahit le malade et il devient de plus en plus difficile de l'en tirer.

A 4 heures, température 97°5 Fahrenheit; pouls, 99; respiration, 24.

A la nuit tombante, apparition du coma, pouls plus faible, le malade peut avaler un peu le whiskey et de muriate de cocaïne (1/4 de gramme).

Mictions fréquentes et involontaires, urines acides.

A 10 h. 30 soir, pouls radial imperceptible, 160 battements cardiaques par minute, respiration intermittente, faible et stertoreuse, réflexe pupillaire aboli, cyanose légère.

Dans la médiane céphalique gauche ouverte, j'introduisis en cinq minutes 30 onces d'une solution de bicarbonate de soude à 5 pour 100.

Le pouls se relève progressivement, et une heure plus tard, il est à 120, plein et régulier. Le malade a toute sa connaissance, il s'entretient quelque temps avec sa mère, puis, se tournant sur le côté, il s'endort d'un sommeil naturel.

Les mictions involontaires cessent, mais grâce à un malentendu, on ne peut faire l'examen des urines.

17 avril. — A 5 heures, le malade est de nouveau agité, subdélirant, bien qu'il réponde encore aux questions. Mictions involontaires.

A 9 heures du matin, coma profond et même état que la nuit précédente, pas de pouls, 150 battements cardiaques.

Le Dr Shattuck prescrivit une nouvelle injection et, en dix minutes, on fit passer dans les veines 32 onces d'une solution de bicarbonate de soude à 5 pour 100. Le pouls se releva immédiatement, mais tomba une heure plus tard à 128, assez fort et régulier.

Le malade, quoique conscient, est un peu obnubilé.

Mictions involontaires et urines acides.

Dans l'après-midi, le coma augmenta rapidement. Les amis du malade s'opposèrent à une nouvelle injection et la mort survint en moins d'une heure.

On ne fit pas d'autopsie.

OBSERVATION XVI

(M. le professeur Lépine, *Revue de médecine*, page 225, 1887.)

X...., âgé de vingt-quatre ans, entré à la clinique le 17 janvier 1887. Pas d'antécédents pathologiques. C'est à la suite d'une fièvre typhoïde survenue à dix-neuf ans qu'il a commencé à éprouver les symptômes du diabète. L'année suivante, appelé à faire son service militaire, il a été réformé presqu'aussitôt. A ce moment il urinait 24 litres par jour.

En janvier 1886, la vue commença à se perdre à gauche, puis à droite; à la fin du mois, il ne voyait plus à se conduire (cataracte double). Quelques mois plus tard, l'œil droit a été opéré avec succès par M. le professeur Gayet. Avant et après l'opération, il a été soumis au régime des diabétiques, puis il a été envoyé à Longchène, d'où il sort le jour de son entrée à l'Hôtel-Dieu.

A ce moment, 17 janvier, la santé générale est assez bonne, poids 52 kilogrammes, les membres sont peu volumineux; pouls 76, régulier. Urines (14 litres) renfermant 78 grammes pour 100 de sucre, soit, en chiffres ronds, plus de 1100 grammes de sucre par jour. Abolition des réflexes rotuliens. Le malade n'est pas mis au régime strict des diabétiques : on le laisse manger, outre une livre de pain de gluten, une certaine quantité de pain ordinaire, afin de ne pas modifier brusquement son régime; de plus, conformément à mes habitudes, je ne lui administre d'abord aucun médicament. Les jours suivants, augmentation du poids qui atteint 53 kg. 500.

Du 22 au 24 janvier, l'état général est très bon : environ 10 litres d'urine par jour, renfermant de 4 à 5 grammes pour 100, soit moins de 500 grammes de sucre par jour.

A partir des 27-28, le malade, sans cause appréciable, perd un peu de son appétit; la langue est rouge sur le dos, blanche sur les bords, pouls petit, pas d'odeur particulière de l'haleine, mais odeur bien nette d'acétone de l'urine : sucre par jour 400 à 500 grammes.

Les 29-30, même état, le malade a vomi les deux dernières nuits et ne mange que fort peu, poids 48-47 kilogrammes. Grande diminution de la quantité d'urine dont la teneur centésimale demeure entre 3 et 4 pour 100, en tout 200 à 300 grammes de sucre par jour. On ordonne 2 litres d'eau de Vichy, mais le malade refuse de boire de l'eau alcaline.

Le 31, pour la première fois, le pouls est rapide, 104. Aucun trouble de la respiration, à peine 3 litres d'urine, contrairement aux chiffres précédents, on trouve un écart notable entre le chiffre pour 100 de sucre fourni par la liqueur de Fehling 3,28, et celui que donne le polarimètre, 2,48.

M. Hugounenq a trouvé, par litre d'urine, 4 gr. 48 d'acide β oxybutyrique.

1er février. — Depuis ce matin, à 3 heures, le malade est dans le coma, hier soir il avait commencé à délirer. 24 respirations amples, expiration lente, pouls 120; petite résolution des membres, odeur prononcée d'acétone dans l'haleine. Urines ont la même odeur.

Quantité des urines, 2 lit. 200.

      Sucre avec la liqueur de Fehling . 1,42 pour 100
        — avec le polarimètre . . . 1,07 —

Température rectale, 35°6 centigrades.

Sans tarder, on met à nu la veine médiane céphalique, et après introduction d'une canule dans la direction du cœur, on infuse lentement en vingt minutes 1 litre et demi d'eau à 40 degrés centigrades, renfermant 8 grammes de chlorure de sodium et 3½ grammes de bicarbonate de soude.

Immédiatement après cette infusion, on remarque que le coma est moins profond; le malade n'a pas repris connaissance, mais il a pu boire. A midi, température rectale 36°4. Dans la journée, il a uriné assez abondamment.

Le soir, à 5 heures, l'état étant le même, nouvelle infusion de 2 litres d'eau, également à 40 degrés contigrades, renfermant pour les 2 litres, 12 grammes de NaCl et 10 grammes de CO^3Na.

Avant cette infusion, on avait retiré comme avant la première, 50 grammes de sang, qu'on a laissé se coaguler spontanément, le sérum recueilli le lendemain n'est pas coloré, il est quasi neutre, presque alcalin.

Immédiatement après l'infusion, température rectale 37°4.

Une demi-heure après, on sonde le malade et on retire environ 500 grammes d'urine, de couleur presque normale, à peine plus pâle que l'urine ordinaire, présentant au tournesol une réaction acide très accusée, ne renfermant pas trace de glycose par la liqueur de Fehling et ne déviant pas à gauche la lumière polarisée.

Dans la soirée, au dire de la sœur, le malade était plutôt mieux, contre son attente, il est mort inopinément à 2 heures du matin, sans aggravation de la somnolence.

Il est à noter que le pouls, après chacune des deux infusions, avait repris de la force.

Autopsie. — Cerveau ferme, ni hyperémié, ni anémié, ventricules normaux y compris le quatrième.

Foie : 2 kg. 170, paraissant sain à l'œil nu et ne présentant que des lésions histologiques minimes.

Reins volumineux. Pancréas un peu atrophié.

OBSERVATION XVII

(M. le professeur Lépine, *Semaine médicale*, page 73, 1897.)

X..., âgé de vingt-quatre ans, entré dans le service le 23 décembre 1896. Son diabète datait d'environ un an et paraissait avoir été consécutif à une chute de 0 mètres de hauteur. Phtisie pulmonaire avancée. Dans les jours qui suivirent son admission, soumis à un régime antidiabétique (viande, œufs, salade, légumes et pain en petite quantité), il excrétait 9 à 10 litres d'urine non albumineuse, renfermant par litre :

> Urée . . . 7 grammes à 8,50
> Sucre . . 48 — à 55 grammes.

Le malade était peu amaigri mais très faible, il avait souvent de la fièvre le soir, en raison de sa lésion pulmonaire tuberculeuse. L'haleine et l'urine ne présentaient, qu'à un très léger degré, l'odeur aigrelette de l'acétone, mais l'urine additionnée de perchlorure de fer, se colorait très fortement en rouge. On devait, en conséquence, admettre qu'elle renfermait une grande proportion d'acide acétylacétique. De plus, la déviation polarimétrique à droite accusait un chiffre de glucose notablement inférieur à celui qu'indiquait la liqueur de Fehling (43,5 au polarimètre et 40,2 à la liqueur). Ce qui permettait de conclure à la présence dans l'urine d'une substance déviant à gauche le plan de polarisation. On acquit la preuve que cette conclusion était fondée en examinant la déviation polarimétrique de l'urine après fermentation. Dans ces conditions, on avait une déviation à gauche de 1°5.

Le 30 décembre, je fis remarquer à la visite qu'il existait une amplitude insolite des mouvements respiratoires. Ce symptôme était peu manifeste, mais sa signification était trop grande pour que je n'en fusse pas très frappé. Je prescrivis, en conséquence, 25 grammes de bicarbonate de soude dans la journée.

Le 31 décembre au matin, le malade accusa une très grande faiblesse et dit qu'il se sentait mourir.

Il tomba dans le coma vers 8 heures.

Deux heures après, au moment de la visite, le coma était complet, les yeux clos, les pupilles très contractées, on comptait 28 respirations par minute, très amples. L'haleine avait, plus que la veille, l'odeur caractéristique de l'acétone (on en trouva 0,22 par litre d'urine, ce qui dépasse de beaucoup la normale) ; le pouls, très petit, battait 124 ; la température était de 36°5.

Je fis aussitôt préparer une solution d'eau stérilisée renfermant par litre 7 grammes de $NaCl$ et 10 grammes de CO^3Na et, à 11 heures et demie, je fis pénétrer dans une veine du bras 2 litres de cette solution à 38 degrés centigrades dans l'espace de moins d'un quart d'heure.

Pendant la durée de l'injection, le pouls devenait plus fort, la respiration moins ample. A la fin, le malade avait les yeux ouverts et, spontanément, demandait à boire.

On lui fit absorber par la bouche 50 grammes de CO^3Na dans de l'eau et du vin en l'espace de quelques heures.

Je vis le malade à 4 heures de l'après-midi, il avait, comme après l'injection, toute sa connaissance. La respiration, toujours à 28, était moins ample que le matin ; le pouls, fort, battait 130 ; l'état général était satisfaisant, sauf que le malade avait peu uriné.

L'urine, très pâle, renfermait :

Urée. . . . . 2 gr. 50 pour 1000
Sucre . . . . . 14 gr. 70 pour 1000.

Elle était très acide. Une injection sous-cutanée de 1 gramme de citrate de caféine fut pratiquée.

Le soir, à 7 heures, le pouls était misérable. Le malade, à peu près sans connaissance, n'avait presque pas uriné.

L'urine, un peu moins acide, contenait :

Urée. . . . . 6 gr. 25 pour 1000
Sucre . . . . . 23 gr. 70 —

La mort survint à 3 heures du matin.

L'urine trouvée dans la vessie au moment de l'autopsie, c'est-à-dire trente heures après la mort, était assez fortement acide, elle renfermait par litre :

Urée. . . . . 5 grammes pour 1000
Sucre . . . . . 15 gr. 60 —

La proportion de sucre était donc encore assez notable, mais le rapport du sucre à l'urée s'était progressivement abaissé ; il était, en effet, représenté pour 1 gramme d'urée par les chiffres suivants :

Avant le coma, en moyenne. . 6 gr. 80.
Après l'injection . . . . . . 6 gr.

Quelques heures plus tard . . 3 gr. 70.
Dans l'urine de la vessie. . . 3 gr. 10.

Quant à l'état des principaux viscères, voici ce qu'il y avait à noter :

L'encéphale était notablement plus ferme qu'à l'état normal, mais ne présentait ni congestion, ni anémie appréciables.

Le foie, sans anomalie apparente, pesait 2020 grammes.

Le pancréas, un peu petit, pesait 90 grammes.

Le cœur, très mou, pesait 280 grammes.

La muqueuse de l'estomac, dans une grande partie de son étendue, du côté du pylore, était le siège d'un piqueté hémorragique.

Les poumons renfermaient des cavernes du volume d'une petite mandarine.

Les reins pesaient 380 grammes. Leur substance corticale, nettement blanche, était évidemment altérée. Il était donc fort important de rechercher dans ce cas les lésions décrites, il y a quelques années, par Fichtner et que j'ai rencontrées plus ou moins accusées dans plusieurs cas de coma diabétique.

Sur des coupes d'un fragment de substance corticale durcie par l'acide osmique, nous avons constaté la présence de nombreuses granulations noires, de volume variable, siégeant dans l'épithélium des tubes contournés.

Ainsi que l'a décrit Fichtner, ces granulations se trouvaient surtout dans la portion basale de ces cellules, mais elles n'avaient pas exclusivement cette topographie ; on en décelait, en effet, un certain nombre dans la portion externe de ces cellules.

Cette lésion explique, au moins en partie, le défaut d'élimination des substances toxiques.

Observation XVIII

(M. le professeur Lépine. *Lyon médical.* n° 15, 1897.)

X..., âgé de seize ans, diabétique depuis dix mois à la suite d'une vive émotion.

Ce malade urinait 5 litres par jour, renfermant 50 à 60 grammes de sucre, 5 à 7 d'urée par litre. L'urine avait une odeur d'acétone et se colorait en rouge très intense avec le perchlorure de fer, démontrant la présence de l'acide acétylacétique.

Je fis une infusion sous cutanée de 2 litres sous la peau de l'abdomen, renfermant par litre 7 grammes de NaCl et 10 grammes de CO³Na. Cette petite opération a été douloureuse et n'a pas amené une diurèse notable. Le surlendemain, l'état général s'était aggravé, l'enfant était en imminence de coma, les parents à ce moment l'ont fait sortir de l'hopital, il est probable qu'il a succombé peu après.

OBSERVATION XIX

(M. Lépine, *Lyon médical*, n° 15, 1897.)

X...., âgé de trente-sept ans, maçon, est entré dans mon service le 18 juillet 1896. Il ne se dit malade que depuis quatre mois. Sans cause connue. il a remarqué qu'il était faible des jambes, qu'il maigrissait notablement et éprouvait une soif vive. La nuit il se levait jusqu'à douze fois pour boire et pour uriner.

A son entrée, la quantité d'urine en vingt-quatre heures dépasse 10 litres.

Elle renferme par litre :

Urée.	3 gr. 5 à 4,5.
Sucre	40 à 45 grammes.

L'addition de perchlorure de fer ne produit pas de coloration rouge, l'urine ne contient pas d'albumine.

Pas de lésion appréciable des organes, le foie ne déborde pas les fausses côtes, et les battements du cœur sont normaux. Du côté du système nerveux, pas d'autre trouble apparent que l'abolition des réflexes rotuliens.

Sous l'influence de l'extrait thébaïque à dose croissante (de 10 à 20 centigrammes), la polydypsie et la polyurie diminuèrent beaucoup et le malade sortit au bout de quelque temps dans un état assez satisfaisant.

Il rentre le 3 novembre, n'ayant pu travailler pendant les trois mois précédents à cause de sa faiblesse. Bien qu'il ait réduit notablement la quantité des aliments amylacés, il éprouvait une soif tout aussi vive.

La quantité d'urine est de 10 litres environ, renfermant par litre :

Urée . . . . 4,5 à 6,25.
Sucre . . . . 45 à 60 grammes.

De plus, on y trouve un peu d'albumine.

Le malade, se plaint en outre d'insomnie et de crampes dans les membres inférieurs. Il est soumis par M. le Dr Destot, pendant un mois, chaque jour, à l'action de la machine statique. La quantité d'urine diminue, le sucre et l'urée ne sont pas sensiblement modifiés.

Les symptômes nerveux (insomnie et crampes) disparaissent probablement sous l'influence de ce traitement électrique, qui, au dire du malade, agissait favorablement.

Toutefois, je dois constater que c'est pendant le cours du traitement que l'acétonurie a apparu, vers la fin de novembre.

Elle s'est manifestée par l'odeur de l'urine, en même temps, l'apparition d'une coloration rouge de l'urine après addition de perchlorure de fer, indiquait la présence de l'acide acétyl-acétique.

Le 12 décembre, il est sorti de l'hôpital et depuis, l'adynamie n'a fait que progresser, la soif est devenue intolérable.

Il s'est décidé à rentrer le 15 février 1897.

A ce moment l'amaigrissement était très considérable. La quantité d'urine était de 10 à 12 litres renfermant 3.5 d'urée et 62,5 de sucre, ce qui faisait 35 à 40 grammes d'urée et 700 grammes de sucre par jour.

Pour 1 gramme d'urée, il y avait au moins 18 grammes de sucre, proportion énorme.

Sous l'influence du régime et de divers médicaments, on n'a pas eu recours, cette fois, à l'électricité, la quantité d'urine a été réduite à 8 litres, l'urée à 4.25 et le sucre à 40 grammes ; ce qui fait par jour 34 grammes d'urée et 320 grammes de sucre.

C'est une proportion de 0 grammes seulement de sucre pour 1 gramme d'urée, tandis que dix jours auparavant, le 16 février, il y avait, comme je viens de le dire, 18 grammes de sucre pour 1 gramme d'urée.

En apparence c'est une grande amélioration.

Mais, comme on le sait du reste, le pronostic d'un diabète ne se base pas sur la quantité de sucre excrété, ni même sur son rapport à l'urée.

En fait, l'état du malade s'aggravait plutôt par suite de l'augmentation de la coloration rouge de l'urine sous l'influence du perchlorure de fer et il ne fallait pas se féliciter de la diminution de la diurèse, car elle dépendait certainement pour une part d'un commencement de lésion rénale.

La preuve de l'aggravation a d'ailleurs été donnée d'une manière certaine par la perte de l'appétit et des forces. C'est en vain que j'ai laissé le malade libre de manger ce qu'il voulait, il n'y a eu aucune amélioration et le 1er mars, au matin, j'ai été, je l'avoue, fort inquiet en constatant une augmentation très marquée des mouvements respiratoires. Le malade lui même ne se faisait pas d'illusion sur la gravité de son état. Aussi a-t-il accepté avec empressement la proposition que je lui ai faite de lui faire une infusion alcaline intra-veineuse.

En conséquence, je lui ai infusé en une heure et demie environ 2 litres de la solution stérilisée qui avait servi au malade précédent.

Le pouls n'a pas été beaucoup modifié, mais le malade s'est plaint d'une vive douleur dans la région de la rate, par suite de la tuméfaction de cet organe.

Pour ce motif, j'ai cru devoir m'arrêter après l'entrée de 2 litres.

Au point de vue urinaire, voici quel a été le résultat de cette infusion : la quantité d'urine a augmenté de 1 litre, l'acétone et l'acide oxybutyrique ont triplé au moins, en tenant compte de la dilution de l'urine, le sucre n'a pas été modifié d'une manière bien sensible, le coefficient d'oxydation (c'est-à-dire le rapport entre l'azote de l'urée et l'azote total) est resté invariable, ainsi qu'on pouvait s'y attendre.

En somme, il y a eu simplement élimination plus abondante des substances toxiques, dont la présence est, comme on le sait, constante dans l'urine des diabétiques en état de coma.

Les jours suivants, bien que le malade n'ait pas été soumis au régime des diabétiques et n'ait pris aucun médicament, la quantité d'urine est tombée à 6 litres, l'urée à 4 grammes environ et le sucre à 38-40 grammes, ce qui fait par jour, 24 grammes d'urée et 230-240 grammes de sucre.

Il a repris son appétit et ses forces.

OBSERVATION XX (inédite).

(Due à l'obligeance de MM. A. Balvay et Roget, internes des hôpitaux.)

Le 23 juin 1898, entrait à l'hôpital de la Croix-Rousse, dans le service de M. le Dr Chappet, médecin des hôpitaux, le nommé Benjamin R..., âgé de vingt-huit ans, manœuvre.

Le malade a des antécédents héréditaires accusés, son père était un alcoolique avéré ; sa mère, âgée de cinquante ans, est une nerveuse. Elle n'a jamais pris de crises mais elle s'irrite et pleure facilement. Un oncle est aussi un nerveux, il est très emporté, il a trois enfants débiles présentant tous une parésie très marquée des membres inférieurs.

Un frère aussi est très nerveux.

Le malade est :

a) Syphilitique, il contracta la syphilis dans le courant de l'année précédente en 1897.

b) Alcoolique, depuis longtemps déjà, il fait des excès de boisson.

c) Nerveux, il n'a jamais pris de crises, mais il s'irrite facilement et il est très impressionnable.

d) Atteint de fièvre paludéenne, contractée à Aigues-Mortes, neuf mois avant son entrée à l'hôpital.

En outre, il y a cinq ans, à la suite d'une chute d'un lieu élevé, il resta plusieurs heures sans connaissance. C'est peut-être là l'origine de son diabète qui ne fut d'abord pas soupçonné.

A. B.   7

Pas de rhumatisme.

Il ne tousse pas habituellement, il faut signaler cependant quelques hémoptysies survenues l'hiver dernier.

Le malade entre à l'hôpital le 23 juin 1898, comme nous l'avons dit, pour des douleurs localisées au côté gauche du corps et survenues depuis un mois environ.

A cette époque, un soir, après avoir pris dans la journée, un bain de pieds froid, il s'aperçut que sa jambe gauche était enflée. Il ressentait en même temps quelques lancées douloureuses au même endroit. Insomnie et nausées. Repos au lit pendant quatre jours et disparition complète des douleurs et du gonflement du pied gauche.

La guérison se maintient pendant plusieurs jours quand, il y a deux ou trois jours avant son entrée, à la suite de travaux pénibles et d'excès alcooliques, des douleurs revinrent dans tout le côté gauche du corps. Elles sont comparables, dit le malade, à la sensation que ferait éprouver un courant d'eau froide inondant continuellement le corps ; il éprouve un continuel endolorissement de tout le côté gauche avec des paroxysmes aigus, d'une faible durée, revenant par intervalles irréguliers et réveillés par les positions que pour le malade.

On procède à un examen méthodique et on trouve :

a) Motilité. Affaiblissement général, cependant le malade marche facilement et se sent solide sur ses jambes.

Pas de contracture musculaire proprement dite, mais quand la douleur est sur le point d'éclater, le bras gauche se fléchit brusquement et tremble quelques instants. Pendant la douleur, on trouve de la contraction du biceps, dans l'intervalle il n'y a pas de tremblement.

Crampes dans les jambes.

Réflexes rotuliens presque abolis.

Réflexes plantaires, très nets.

Réflexe abdominal bien marqué.

b) Sensibilité. — Le malade se plaint de paroxysmes douloureux dans le côté gauche du corps avec endolorissement continuel. L'examen ne fait découvrir aucun point douloureux spécial au niveau du thorax et de l'abdomen. Pas de rachialgie. Pas de clou hystérique.

Céphalée frontale.

Pas de zone franche d'anesthésie. Cependant, du côté gauche, la sensibilité à la douleur semble émoussée, la sensibilité à la chaleur y semble intervertie aux membres supérieur et inférieur ; le malade donne comme chaud ce qui est froid et inversement. Rien à droite.

c) **Organes des sens.** — Hallucinations auditives, le malade semble parfois entendre derrière lui un bruit analogue à celui d'une locomotive, lancée à toute vitesse. Ces hallucinations s'accompagnent de vertiges intenses et de menaces de chutes, elles viennent surtout de l'oreille gauche qui ne présente aucune lésion visible. Ouïe intacte, pas de bourdonnements véritables.

La vue est quelquefois faible, surtout le matin. L'acuité visuelle de l'œil gauche est considérablement diminuée, pas de rétrécissement au champ visuel, pas de troubles dans la vision des couleurs. Abolition du réflexe cornéen.

Odorat normal, ainsi que le goût, pas d'anesthésie pharyngée.

d) **Facultés psychiques.** — Le malade est peu intelligent. Malgré tout, il répond d'une façon sensée aux questions qu'on lui pose. Parfois amnésie complète.

e) **Tube digestif.** L'appétit est bon, les digestions faciles, constipation habituelle. Foie un peu gros.

Le malade nous dit que, depuis cinq à six mois, il boit et urine beaucoup. Il lui arrive de remplir deux vases d'urine en une nuit.

f) **Poumons.** — Pas de toux et rien de particulier à l'examen des sommets. Cependant l'hiver dernier, le malade a eu quelques crachats sanglants.

g) **Cœur.** Normal. Œdème de la jambe gauche.

Pas d'albumine.

2 juillet. — Le malade a pris hier plusieurs crises analogues à celles de l'épilepsie convulsive et dont il n'a gardé aucun souvenir. Anasarque sans albumine.

4 juillet. — Urines jaune citron, un peu troubles.

Quantité des urines . . . . 3 litres.

Urée . . . . . 24 grammes par litre.
Densité . . . . 1030 —   —
Albumine . . . néant.
Sucre . . . . grande quantité.

Hier le malade a pris des crises hystériformes, il a fallu lui mettre la camisole de force.

5 juillet. — Urines 3 litres 200.

9 juillet. — Urines 4 litres 500. Densité 1030.

L'analyse donne :

Sucre par litre . . . . . 67 gr. 56
 —   par 24 heures . . 283 gr. 75
Acétone . . . . néant.
Acide diacétique . . . . —
Acide β oxybutyrique . . . —
Urée par 24 heures . . . 65 grammes.

13 juillet. — Le malade se plaint d'une douleur frontale, lancinante, surtout pendant la nuit. Pas de troubles oculaires. Diminution de la quantité des urines.

Léger œdème des membres inférieurs persiste.

Pas d'odeur de chloroforme dans l'haleine.

14 juillet. — Urines 3 litres 500.

18 juillet. — Le malade accuse une céphalalgie bilatérale. Disparition de l'œdème des jambes.

19 juillet. — Urines 3 litres 100.

L'analyse donne :

Sucre, par litre . . . . 74 gr. 62
 —   par 24 heures . . 231 — 32
Acétone . . . . Néant
Acide diacétique . . . . —
Acide β oxybutyrique . . . —

26 juillet. — Crise avec déviation de la tête et des yeux à gauche. Contraction rythmique et saccadée des muscles de la face, à gauche surtout.

Obnubilation intellectuelle presque complète.

1er août. — L'œdème des membres inférieurs revient et remonte jusqu'aux cuisses. Un peu d'hémiplégie faciale gauche dans les parties où siègent les contractions rythmiques pendant les crises.

Abolition du réflexe rotulien des deux côtés.

Le malade prend une crise pendant la visite et l'on peut observer ces secousses rythmiques dans tout le côté gauche, s'étendant, quoique peu marquées, du côté droit.

Déviation de la tête et des yeux à gauche.

L'analyse des urines donne :

        Sucre par litre. . . . . . 83 gr. 33
        Acétone. . . . . traces
        Acide β oxybutyrique. . . 2 gr. 300

2 août. — État comateux complet avec crises épileptiformes. Hémiplégie gauche.

4 août. — Le coma continue profond depuis deux jours.

Les mictions sont rares, on retire 50 grammes d'urine par un cathétérisme. Insensibilité complète à la piqûre.

Pouls mou et dépressible. Odeur d'acétone de l'haleine.

M. le Dr Chappet, médecin des hôpitaux, prescrit des injections de sérum artificiel, contenant 7 grammes de chlorure de sodium pour 1000 grammes d'eau.

A 3 heures de l'après-midi, MM. Roget et Balvay, interne des hôpitaux, après incision de la peau, dénudant la veine médiane céphalique du bras gauche, y introduisent une canule reliée à un entonnoir en verre par un tube de caoutchouc et font passer dans le système veineux du malade 1000 grammes de sérum à 38 degrés centigrades.

L'injection dure une demi-heure, et le pouls se relève progressivement, la piqûre ne provoque aucun mouvement de défense.

A 7 heures du soir, le malade a mouillé son lit sur une large surface.

Minuit. — Le malade a uriné abondamment. Il est un peu plus éveillé, ouvre les yeux quand on l'appelle et commence à réagir à la piqûre. Le pouls s'affaiblit de nouveau.

On pratique au niveau de l'autre bras une nouvelle injection intra-veineuse de 1000 grammes de sérum artificiel, par simple ponction de la veine et sans dénudation préalable. Pendant l'injection, la tension du pouls augmente.

" août, 8 heures du matin. — De nouveau coma complet. Crises épileptiformes. Le malade ne réagit plus à la piqûre, garde les yeux fermés et présente de la dyspnée.

L'auscultation des poumons est rendue difficile par l'existence de gros râles trachéaux, on perçoit cependant quelques râles aux deux bases. Sueurs abondantes.

3 heures après midi. — Un mieux sensible s'est produit. Les crises épileptiformes ne se reproduisent presque plus.

A 4 heures, on fait une injection sous-cutanée de 2 litres de sérum artificiel. Urines abondantes.

6 août. — Le coma diminue de plus en plus.

Le malade ouvre les yeux et regarde quand on l'interpelle.

Il réagit à la piqûre.

Urines et sueurs abondantes

Pouls bon.

6 heures soir. — On fait une deuxième injection sous-cutanée de 2 litres de sérum. Pendant l'injection, le malade émet une quantité d'urine de 1/2 litre environ, il continue à sortir de sa torpeur.

7 août. — Le coma a disparu après cinq jours de durée et de traitement. Le malade dit son nom, répond par oui ou par non aux questions qu'on lui pose. Le facies est bon, les urines abondantes.

2 heures après-midi. — Le malade boit avec avidité les boissons qu'on lui présente. Le ventre est un peu ballonné. On prescrit deux lavements de sérum artificiel de 1/2 litre chacun. Selles abondantes.

Le malade buvant beaucoup, dix bouteilles d'eau alcaline, renfermant 6 grammes de bicarbonate de soude par bouteille, dans l'après-midi et la nuit, on fait une troisième injection sous-cutanée de 1 litre seulement de sérum.

8 août. — Le malade continue à parler, mais le facies est moins bon, il délire et se fâche quand on l'appelle. A midi on fait une

quatrième injection sous-cutanée de 500 grammes. Presqu'aussitôt après, il cesse de crier et devient calme, durant le reste de la journée, il urine et va à la selle, la soif est moins vive.

9 août. — Le malade a passé une bonne nuit. Ce matin il parle beaucoup, a du délire tranquille et de lui-même demande à manger. Le soir, il redevient violent et emporté, on lui injecte 1 litre de sérum sous la peau.

10 août. — La nuit précédente a été bonne, le malade a beaucoup uriné dans son lit, le ventre est un peu ballonné. On prescrit un lavement de sérum. Selles abondantes. Ce matin, le malade est calme, il est un peu somnolent, mais il garde toute son intelligence et répond avec lucidité aux questions qu'on lui adresse.

Vu son état général bon, on supprime les injections de sérum.

11 août. — Le calme continue, mictions abondantes. Il demande à manger avec insistance et dit qu'il est très altéré. On lui donne à manger et à boire. Il a sa pleine connaissance, jusqu'ici il urinait dans son lit, maintenant il demande l'urinoir. Facies meilleur et pouls bon.

12 août. — Rien de particulier à noter, le bon état général persiste. Dans l'après-midi du 11 août, on a pu recueillir 1800 grammes d'urines, assez claires et leur analyse donne :

Sucre.	Néant.
Acétone	—
Acide diacétique	—
Acide β-oxybutyrique . . .	—
Albumine	—

14 août. — Urines, 2350 centimètres cubes, l'analyse dénote aujourd'hui le retour du sucre.

16 août. — Urines, 2600 centimètres cubes. Urée 23 grammes. On retrouve du sucre comme avant-hier.

Depuis ce jour, le malade a présenté un peu d'ascite et un double épanchement thoracique dont la résorption à droite s'est faite rapidement et est en train de se faire à gauche. Aux deux sommets on constate quelques râles après la toux, le malade avait eu d'ailleurs des hémoptysies il y a quatre ans. Quant à son état général, il est le même qu'avant le coma, il en est de même de son état mental qui est toujours bon.

En résumé, comme on le voit dans l'observation, on a injecté au malade ci-dessus, 8 litres et demi de sérum artificiel dans l'espace de six jours, dont 2 litres directement dans les veines et le reste dans le tissu cellulaire sous-cutané.

Le malade est mort quatre mois après d'une pleurésie purulente droite avec cavernes tuberculeuses aux deux sommets.

A l'autopsie, outre les lésions précédentes, on a constaté la disparition du pancréas et l'intégrité macroscopique des reins.

M. le Dr Paviot, professeur agrégé, a constaté l'intégrité microscopique des mêmes organes.

CONCLUSIONS

I. Les injections alcalines dans le coma diabétique ne peuvent ramener à leur réaction normale ni le sang ni les urines. Elles sont donc inutiles au moment même de l'intoxication.

II. Les alcalins seront donnés comme médication préventive du coma ou après un coma amélioré.

III. Le liquide de choix est le sérum physiologique à 7 grammes de chlorure de sodium pour 1000 grammes d'eau stérilisée, en injections intra-veineuses et sous-cutanées.

IV. Il agit :
a) Par hydratation du sang, dilution des toxiques et lavage ;
b) Par excitation générale de l'organisme (centres nerveux, système musculaire, etc...) ;
c) Par excitation de tous les appareils de diurèse (reins et glandes).

V. En principe, injecter tous les comas diabétiques francs et hâtivement, commencer par des injections intraveineuses, continuer par des injections sous-cutanées. Si les reins sont malades, on aura amélioration et guérison s'ils sont sains.

INDEX BIBLIOGRAPHIQUE

ALBERTONI, Archives italiennes de biologie, t. V, p. 88, 1884.

BIGEARD, thèse de Lyon, n° 368, 1887.

BOOTH, Medical Record, 26 septembre 1807.

BOUCHARD, Maladies par ralentissement de la nutrition, p. 149.

BOSC et VEDEL, Société de biologie, 1896.

   — Archives de physiologie, 1896.

   — Gazette des hôpitaux, 1896.

BRISSAUD, Le coma diabétique (Progrès médical, 1881).

BROWN, Les injections sous-cutanées de solutions salines (New-York med. Journal, 1897).

BUHL, Zeitschrift für klin. Med., Bd. XVI, p. 413.

BROUSSE, Du coma diabétique (Gaz. hebd. de Montpellier, 1888).

CARRION et HALLION, Société de biologie, 1896.

CASSOUTTE, Acétonémie et coma diabétique (Gaz. des hôp., 1896).

CLAISSE, Modifications de la leucocytose par les injections massives de sérum phys. (Société de biologie, 1896).

CHAUBOURNE, Coma diab. Injections salines intra-veineuses (Boston med. and surgical Journal, 1890).

DASTRE et LOYE, Recherches expérimentales sur le lavage du sang (Archives de physiologie, 1888-1889).

DRESCHFELD, British med. Journal, 1886.

DICKINSON (W.-H.), Transactions of the clinical Society of London, t. XXIII, p. 130, 1890.

   — British med. Journal, p. 545, 1890.

   — Clinical Soc. London, 28 février 1890

Delamarre et Descazals, De l'emploi des solutions salines en
      injections massives (Gaz. des hôpitaux, 12 janvier 1897).
Dreyfus-Brisac. Pathogénie du coma diab. (Gaz. hebd., n°50, 1888).
Dujardin-Beaumetz, Bulletin de la Société de thérap., 1888.
Freudberg, Virchow's Archiv, Bd. CXXV.
Fichtner, Deutsches Archiv, Bd. XLV, 1889.
Frerichs, Traité du diabète.
  — Zeischrift für klin. Med., Bd. VI, p. 1.
Garnier et Lambert, Action des injections intra-veineuses d'eau
      salée sur la respiration musculaire (Société de biol., 1897).
  — Sur la destruction du glycogène hépatique (Société de
      biologie, 1897).
Gennes (De), thèse de Paris, 1884.
German, thèse d'Iéna, 1888.
Hayem, Presse médicale, 9 décembre 1897.
Heinze, thèse d'Erlangen, 1887-1888.
Hesse, Berliner klin. Wochenschrift, Bd. XIX et XXI.
Hallervorden, Arch. für exp. Path., Bd. XII, p. 237.
Hilton-Fagge, Guy's hosp. Reports, p. 173, 1874.
Hirschfeld, Zeitschrift für klin. Med., Bd. XXXI, p. 212.
Hugouneno, Revue de médecine, p. 301, 1887.
Jaccoud, Traité de pathologie interne.
Kien, Coma diab. sans acétone (Gaz. méd. de Strasbourg, 1889).
Kirstein, Coma diab. (Deuts. med. Wochens., n° 15, 1800).
Konos, Du coma diab. (Tribune méd., 1896).
Kronecker, Corresp. Blatt. für schw. Aerzte, 1892.
Külz, Zeitschrift für Biol., Bd. XX, p. 165.
Landouzy, Sérumthérapie, 1898.
Léconché, Traité du diabète sucré chez la femme, 1874.
Lépine, Revue de médecine, mars 1887.
  — Semaine médicale, p. 73, 1897.
  — Lyon médical, n° 15, 1897.
Lejars, Presse médicale, 1896.
Leroux, thèse de Paris, 1883.
Lindsay, Coma diabétique (The Dublin journal of med., p. 257,
     1883).

LOCHELONGUE, Des injections salines massives dans les affections
    médicales et les intoxications (thèse de Paris, 1896).

LYON (Gaston), Le coma diab. (Gaz. des hôp., 1889).

MABBOUX, Etude sur le coma diab. (Revue de méd., 1886).

MAYET, Société de biologie, 1896.

MINOT, Cas de coma diab. (Boston med. and surg. Journal, 1888).

MINKOWSKI, Archiv. für exp. Path., Bd. XVIII, p. 46.
    — Berliner klin. Woch., Bd. XXI, p. 138.

NAUNYN, Der Diabetes mellitus, 1898.

NOTHNAGEL, Specielle Pathol. und Therap., p. 304-329, 1898.

QUINCKE, Berl. klin. Woch., p. 1, 1880.

ROGER, Des injections intra-veineuses d'eau salée (Revue méd.,
    1896).

ROQUE, DEVIC, HUGOUNENQ, Revue de méd., 1892.

SALLÉS, Albuminurie dans le diabète (thèse de Lyon, 1893).

SAKELLARIUS, thèse de Fribourg en Brisgau, 1888.

SAHLI, Corresp. Blatt für schw. Aerzte, 1894.

SENATOR, Berl. klin. Woch., p. 705. 1892.

SCHMITZ, Berl. klin. Woch., 1891.

STADELMANN, Archiv. für exp. Path., Bd. XVII, p. 418.
    — Zeitschrift für Biol., Bd. XX, p. 140.
    — Deuts. Archiv, Bd. XXXVII et XXXVIII.
    — Deuts. med. Woch., Bd. XLVI, 1889.

TAYLOR, Guy's hosp. Reports., t. XIX, XXII, XXV.

TANTILOFF, Des injections massives d'eau salée dans le traitement
    des infections et des intoxications.
    — thèse de Montpellier, 1897.

THOJE, Arch. für exp. Path., Bd. XXVI, p. 277. 1890.

TUFFIER et DUJARRIER, Des injections intra-veineuses de solution
    physiol. (Gaz. hebd., 1896).

WOLPE, Arch. für exp. Path., Bd. XXI, p. 156.

WIESBADEN, Congrès, 1886.

TABLE

Lyon. — Imprimerie A. REY, 4, rue Gentil. — 1927

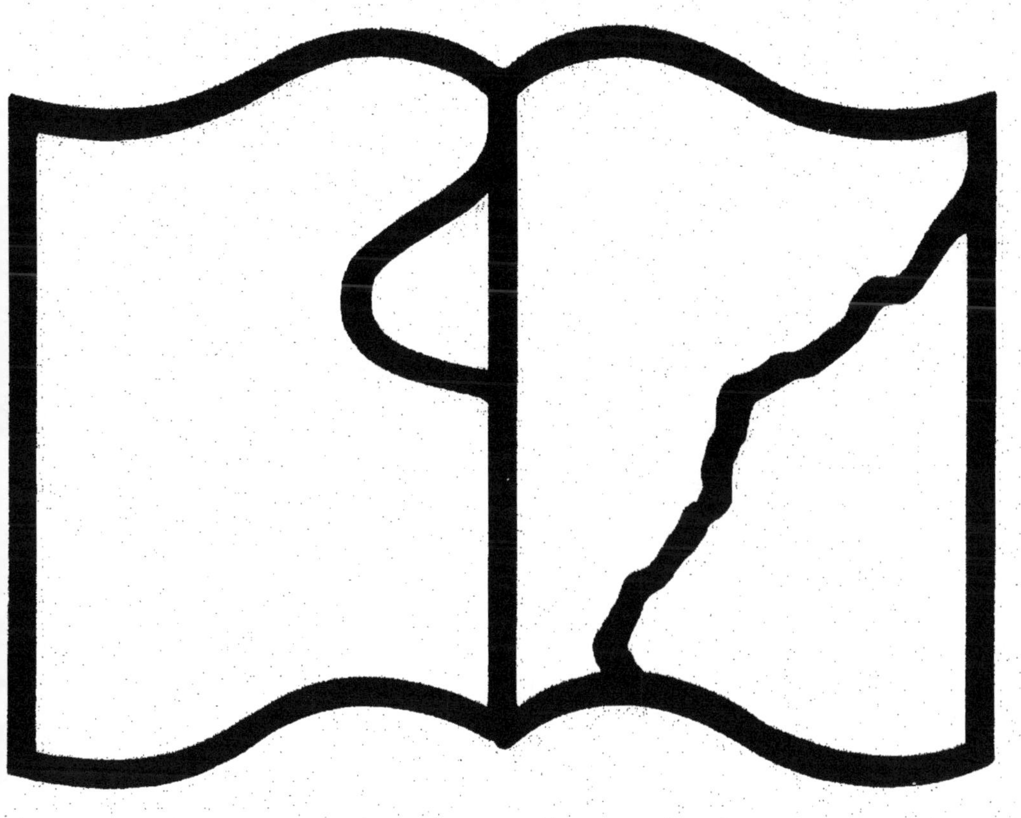

Texte détérioré — reliure défectueuse

NF Z 43-120-11

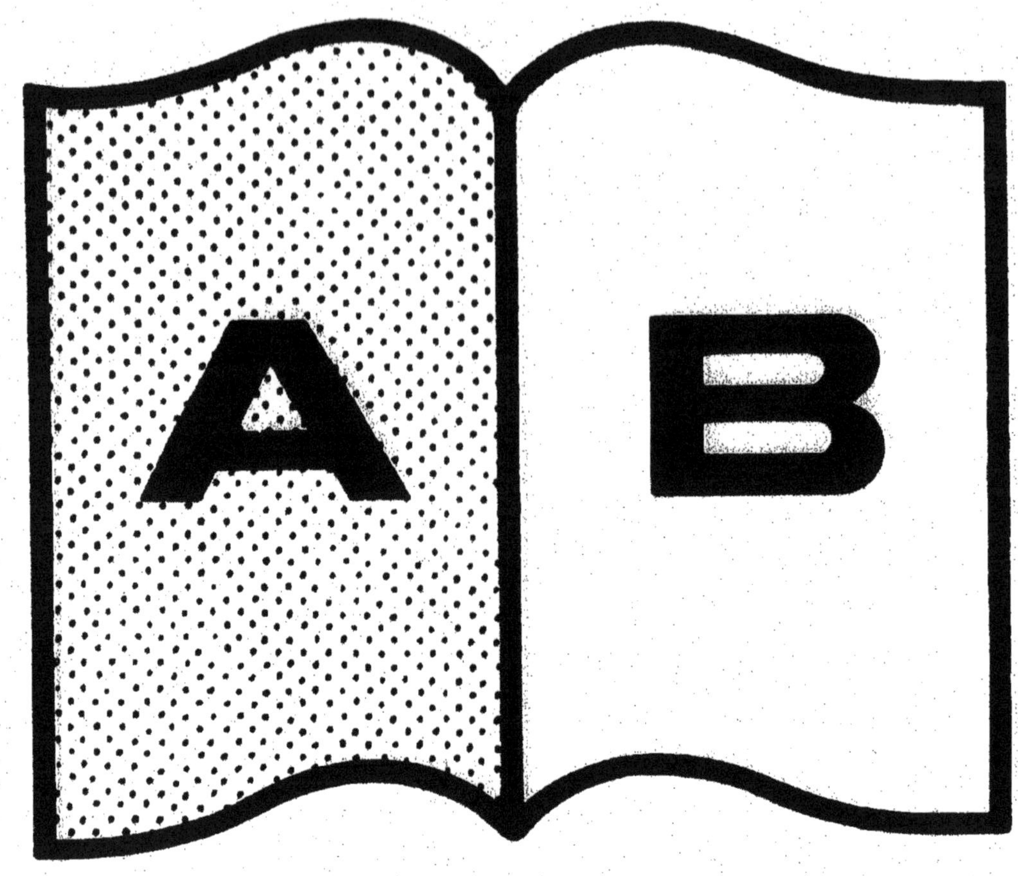

Contraste insuffisant

NF Z 43-120-14